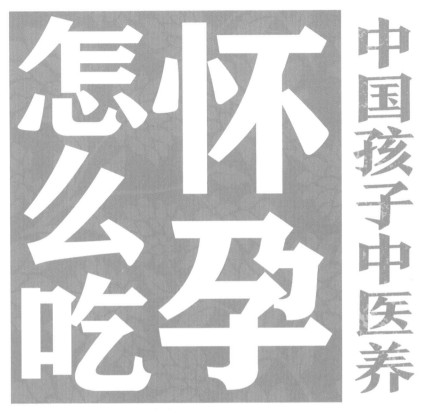

怀孕怎么吃

中国孩子中医养

苏全新 编著

U0307924

中国中医药出版社
·北京·

图书在版编目（CIP）数据

中国孩子中医养：怀孕怎么吃 / 苏全新编著 . —北京：
中国中医药出版社，2019.10（2025.2重印）
ISBN 978 - 7 - 5132 - 5668 - 1

Ⅰ . ①中… Ⅱ . ①苏… Ⅲ . ①孕妇 - 食物疗法
Ⅳ . ① R247.1

中国版本图书馆 CIP 数据核字（2019）第 175169 号

中国中医药出版社出版

北京经济技术开发区科创十三街 31 号院二区 8 号楼
邮政编码　100176
传真　010-64405721
山东临沂新华印刷物流集团有限责任公司印刷
各地新华书店经销

开本 710×1000　1/16　印张 13　字数 248 千字
2019 年 10 月第 1 版　2025 年 2 月第 5 次印刷
书号　ISBN 978 - 7 - 5132 - 5668 - 1

定价　49.80 元
网址　www.cptcm.com

服 务 热 线　010-64405510
购 书 热 线　010-89535836
维 权 打 假　010-64405753

微信服务号　zgzyycbs
微商城网址　https://kdt.im/LIdUGr
官 方 微 博　http://e.weibo.com/cptcm
天猫旗舰店网址　https://zgzyycbs.tmall.com

如有印装质量问题请与本社出版部联系（010-64405510）

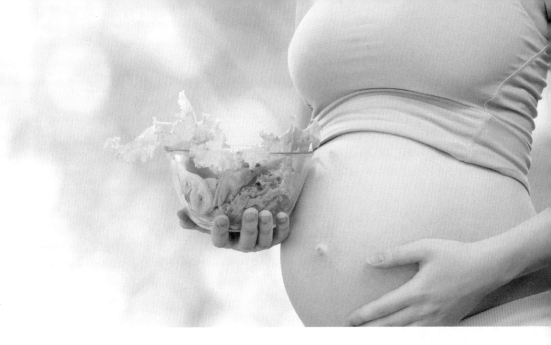

前 言

　　几乎每个人都知道，女人在怀孕后应该多吃点好的，给身体补充营养，才可以给腹中的胎儿创造良好的生长发育环境，并且提供必要的营养与能量。也正因为如此，我们会看到，不少女性在怀孕后就开始进补，大鱼大肉不用说，还会吃很多很多的营养品。是不是这样就可以确保胎儿健康，可顺利地产下聪明健康的孩子呢？现实的情况是，虽说诸多孕妈妈注重饮食，注重营养，却依然出现这样或者那样的情况，诸如巨大儿，增加了分娩的困难；出现妊娠高血压、水肿等病症，有的还可能会出现流产。

　　吃得对远比吃得好重要！

　　例如，在孕早期，不需要刻意进补，孕妈妈体内原本的营养就完全可以满足胎儿的生长发育需求；相反，过分地进补，摄入的营养成分只会被孕妈妈吸收，造成肥胖，为孕妈妈出现妊娠高血压综合征埋下隐患。"儿之在胎，与母同体"，试想一下，若母体的健康出现问题，胎儿又怎么能很好地成长与发育呢？

那么，孕妈妈在孕期到底该怎么吃才算科学，才能保证孕妈妈的身体健康，使胎儿能够很好地生长与发育呢？本书以中医学的"食药同源"为出发点，在大量总结了中医学理论中有关孕期的调养饮食原则基础上，结合现代营养学，将孕期分为早、中、晚三期，并根据孕期十月的每个月孕妈妈与胎儿的生长发育特点，做出了相应的饮食调养指导，以及推荐适宜孕妈妈的食谱。让孕妈妈在孕期正确地吃，科学地吃，从而最大程度地保障母子的健康。

与其他有关孕期饮食书籍有所不同的是，本书有着以下特色：

1. 传统的中医学与现代营养学理论相结合，让孕妈妈在孕期的饮食变得更为科学合理。

2. 以中医为基础，与中国人的体质相结合，选取的食材多为日常生活中常见的食材，选材便利，更适合中国孕妈妈食用。

3. 将孕期分为早、中、晚三期，并根据"逐月养胎法"，分别列举出每个月份孕妈妈和胎儿的生长发育特点以及身体变化，既能让孕妈妈了解每个月的调养要点，同时还可以选择适合自己本月食用的食物和菜谱。

4. 对孕妈妈在妊娠期出现的一些常见症状，以专门的章节论述，在叙述病症产生的原因外，还有相关的饮食调养菜谱可供选择。

苏全新

2019 年 8 月

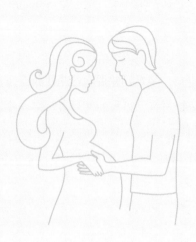

| 绪 | 论 |

第一章　孕1月　补肝养精血

第四章 孕4月 通三焦促发育

第五章 孕5月 补脾助吸收

第六章 孕6月 养胃润筋骨

第七章 孕7月 补肺养皮毛

第八章 孕8月 通肠排胎毒

第九章 孕9月 补肾防早产

关于孕妈妈在孕期如何调养，自古以来，中医便在不同方面有着深入研究，尤其在饮食上更是如此。这也跟中医学理论的"药食同源"观念有着莫大的关系。

如《备急千金要方》中就说道："儿之在胎，与母同体，得热则俱热，得寒则俱寒，病则俱病，安则俱安，母之饮食，尤当缜密。"《女科秘要》上也说，孕期"宜谨饮食，苟忽略不知避忌，伤胎甚易。"《万氏妇人科》则明确记载："妇人受胎之后，最宜调饮食，淡滋味，避寒暑，常得清纯和平之气，以养其胎，则胎元完固，生子无疾。"

从以上的中医典籍中，就可看出中医对孕妈妈孕期饮食的重视。孕妈妈在孕期需注重饮食，才能生下健康聪明的宝宝。

逐月养胎，知晓孕期母子不同月份的特点

在众多关于孕妈妈孕期保养的典籍以及理论中，我国北齐名医徐之才根据前人经验和理论总结出来的"逐月养胎法"，可以说是集大成者，同样对当代孕妈妈的调养有着很好的指导和借鉴作用。

在"逐月养胎法"中，徐之才根据孕妈妈怀孕后的身体变化，以及胎儿自受精后直到顺利生产的十个月内每个月的特点，进行较为详细地阐述，以期在确保母体健康的同时，给腹中的胎儿提供良好的生长发育环境，以及所需要的营养。如孕一月"妊娠一月名胎胚，饮食精熟，酸羹受御，宜食大麦，毋食腥辛，是谓才正。妊娠一月，足厥阴脉养，不可针灸其经（如大敦、行间、太冲、中封、足五里等穴是也）。足厥阴内属于肝，肝主筋及血，一月之时，血行痞涩，不为力事，寝必安静，无令恐畏"。

什么意思呢？就是说，在这个月份，孕妈妈应该多吃一些养肝护肝的食物，以养气血。在中医理论中，肝脏的主要功能在于藏血，即肝有贮藏血液、调节血液流

量的作用，人体内五脏六腑的功能都是靠肝的气机调畅来推动正常运行，人处在休息或睡眠状态时，部分血液回流到肝内贮藏起来，而活动时肝内的血液就会被运送到全身，供给各组织需要。事实上，在怀孕的第一个月，受精的胚胎要想得到良好的生长发育，就需要母体提供充足的血气来滋养。

下表对中医"逐月养胎"理论中孕期每个月份胎儿生长发育情况、饮食，以及依靠母体脏腑与经脉滋养做一简介，以供孕妈妈在孕期的每个月份选择合适的食物。

月份	饮食	经脉脏腑滋养	
妊娠一月	饮食精熟，酸美受御，宜食大麦，无食腥辛，是谓才正	足厥阴脉养	足厥阴内属于肝，肝主筋及血。一月之时，血行痞涩，不为力事，寝必安静，无令恐畏
妊娠二月	无食辛臊，居必静处，男子勿劳，百节皆痛，是为胎始结	足少阳脉养	足少阳内属于胆，主精。二月之时，儿精成于胞里，当慎护勿惊动也
妊娠三月	当此之时，未有定仪，见物而化。欲生男者，操弓矢；欲生女者，弄珠玑。欲子美好，数视璧玉；欲子贤良，端坐清虚，是谓外象而内感者也	手心主脉养	手心主内属于心，无悲哀、思虑、惊动
妊娠四月	食宜稻粳，羹宜鱼雁，是谓盛血气，以通耳目，而行经络	手少阳脉养	手少阳内输三焦，四月之时，儿六腑顺成。当静形体，和心志，节饮食
妊娠五月	其食稻麦，其羹牛羊，和以茱萸，调以五味，是谓养气，以定五脏	足太阴脉养	足太阴内输于脾，五月之时，儿四肢皆成，无大饥，无甚饱，无食干燥，无自炙热，无太劳倦
妊娠六月	食宜鸷鸟、猛兽之肉，是谓变腠理纫筋，以养其力，以坚背膂	足阳明脉养	足阳明内属于胃，主其口目。六月之时，儿口目皆成，调五味，食甘美，无大饱

月份	饮食	经脉脏腑滋养	
妊娠七月	饮食避寒，常食粳稻，以密腠理，是谓养骨而坚齿	手太阴脉养	手太阴内属于肺，主皮毛。七月之时，儿皮毛已成。无大言，无号哭，无薄衣，无洗浴，无寒饮
妊娠八月	无食燥物，无辄失食，无忍大起	手阳明脉养	手阳明内属于大肠，主九窍。八月之时，儿九窍皆成
妊娠九月	饮醴食甘，缓带自持而待之，是谓养毛发，致才力	足少阴脉养	肾主续缕，九月之时，儿脉续缕皆成。无处湿冷，无着炙衣
妊娠十月			五脏俱备，六腑齐通，纳天地气于丹田，故使关节、人神皆备，但俟时而生

化繁为简，健康饮食调养在三期

"逐月养胎法"对孕期的每个月母子的身体特点有着较为详细的介绍，也让孕妈妈了解在孕期的各个月份该通过什么样的饮食去调养身体。为化繁为简，可根据上述各个月的特点，将孕期分为早、中、晚三期，即孕1~3月为早期，分娩前2个月为孕晚期，此间的近5个月为孕中期。各期的调养重点也各有不同，如在孕早期，要讲究"养胎气"；孕中期要注重"安胎气"；孕晚期，则需要讲究"利生产"。具体来说，早、中、晚三期的调养重点如下：

1 早期 养胎气

孕早期，胎儿初成，母体气血相对不足，这段时间也是先兆流产、胎停育最为多发的险要关口。此期调养的重点在于宁心固肾。

饮食上，尽可能选择清心安神、补气益肾的食材，如百合、莲子、板栗、芡实、核桃、黑豆、山药、鹌鹑蛋，少吃辛辣寒凉食物，更不要饮酒。除了饮食之外，还要注意休息，不要太过情绪化；不穿高跟鞋，尽量选择平底鞋；外出佩戴口罩；禁止性生活，避免受惊吓。

2 中期安胎气

孕中期，胎儿生长迅速，此阶段要保证母体的气血充足。孕妈妈要注重健脾胃。在中医理论中，脾胃为后天之本，气血化生之源，母体强健、气血充沛才可以滋养胎儿；否则，母体虚弱，胎儿的发育就会相应迟缓、羊水过少，影响孩子出生后的健康状况。

在此阶段，孕妈妈应多吃一些健脾胃的食物，最好不要吃辛辣、油腻、煎烤食物；应适当吃些滋阴降火的食物，如石斛、麦冬、荸荠、鸭梨、芹菜、绿豆、芥蓝。这是因为自古以来，就有"产前一盆火"的说法，指孕妈妈的气血运行旺盛，常出现火气大的症状，诸如心烦易怒、口渴多汗、便秘口臭等。

除了在饮食上要有所注意外，孕妈妈还应该调适身心，尽量保持平和的心态，保证气血平顺；另外，还要注重劳逸结合，不要过于安逸，也不要过于劳累。因为在中医上有"久卧伤气""久视伤血""过劳则气衰""过逸则气滞"的说法，这些都是不利于胎儿生长的。

3 后期利生产

孕晚期，胎儿成型，即将临产，孕妈妈要在这段时间内积蓄分娩时所需要的能量和营养，即适当地食用一些滋补肝肾、益气养血的食物。

同样，也要知道孕期慎食的食物名单

孕妈妈为了确保自身健康，获得更多的营养及能量，给胎儿的生长发育提供良好的环境及营养物质，在饮食上应多食用上述食物。同样，孕期体质较之以往略有变化，饮食也应有所禁忌，以下是孕期应少食及慎食的食物。

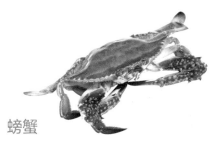

螃蟹

螃蟹性寒凉，具有活血化瘀的作用，孕妈妈如果吃得太多，很容易造成流产。

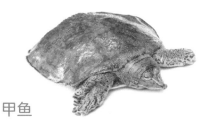

甲鱼

甲鱼虽然具有滋阴益肾的作用，但性味寒咸，具有较强的通血络、活血的作用，可以散瘀块，有一定的堕胎之弊。如《日华子本草》中记载，甲鱼"去血气，破癥结、恶血，堕胎，消疮肿并扑损瘀血、疟疾、肠痈"。因此对孕妈妈来说甲鱼应慎吃。

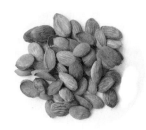

桃仁

桃仁是山桃的干燥成熟种子，具有活血祛瘀、润肠通便、止咳平喘的功效。孕妈妈服用桃仁，促进子宫收缩，容易动胎气，严重的话会导致流产。

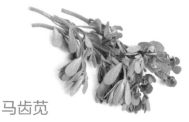

马齿苋

马齿苋是一种药食同源之物，性寒凉而滑腻，有清热解毒、散血消肿的作用，容易造成流产。《本草纲目》中记载，马齿苋"散血消肿，利肠滑胎，解毒通淋"。

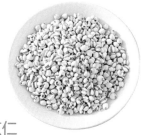

薏苡仁

薏苡仁具有利水滑胎的作用，孕妈妈食用太多的薏苡仁，会对胎儿不利。另外，药理实验表明，薏苡仁对子宫平滑肌有明显的兴奋作用，可使子宫收缩，有诱发流产的可能。《实用中医学》将其列为忌食伤胎诸物，《随息居饮食谱》谓之"性专达下，孕妇忌之"。

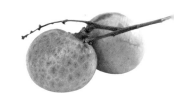

桂圆

李时珍曾在《本草纲目》中记载："食品以荔枝为贵，而资益则以龙眼为良。"可见桂圆的营养价值之高。但是女性怀孕之后，大都阴血偏虚，阴虚则生内热，桂圆虽然能养血安神，但其性味甘温，孕妈妈食用桂圆会增加内热，容易发生腹痛、腹胀等先兆流产症状，因此孕妈妈应慎食桂圆。

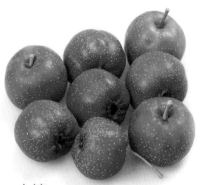

山楂

山楂虽有开胃消食的作用，但对孕妈妈的子宫也有兴奋的作用，可促进子宫收缩，倘若孕妈妈大量食用山楂和山楂制品，就可能促进子宫收缩，引起流产。尤其是以往有过自然流产史或怀孕有先兆流产症状的孕妈妈，更应忌食山楂制品。

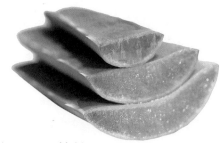

芦荟

资料显示，怀孕中的妇女若过量饮用芦荟汁，容易引起腹痛、呕吐、便血，甚至导致流产。

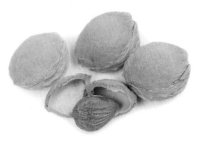

杏及苦杏仁

由于妊娠胎气胎热较重，而杏子为热性，一次食杏过多，能引起上火，故孕妈妈应慎吃。而苦杏仁含有氢氰酸，吃太多会导致中毒现象，因此孕妈妈要慎吃。

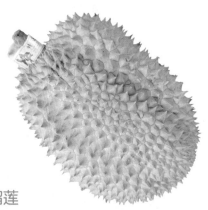

榴莲

榴莲营养丰富，具有"水果之王"的美称，但是孕妈妈不宜多食，因为榴莲性温，吃多容易上火，出现喉咙疼痛、烦躁失眠，引发孕妈妈胎热，损害胎儿健康。另外，榴莲所含的热量及糖分较高，若孕妈妈经常食用，会导致血糖升高，胎儿过大，使日后娩出巨大胎儿的机会增大。

可乐等碳酸饮料

可乐中含有大量的咖啡因，而且可乐等碳酸饮料里添加了大量的糖类及二氧化碳，会导致孕妈妈饮用后腹胀。

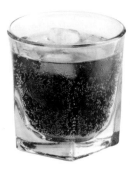

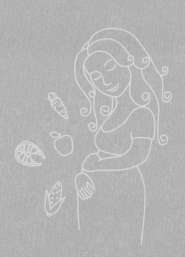

第一章

孕一月
补肝养精血

中医认为，怀孕第 1 个月，肝经的作用最突出。肝主藏血，女子刚怀孕时，身体的气血已经有了变化，尤其需要大量的血来滋养胎儿，因此容易出现肝阴不足。饮食上，孕妈妈应多吃一些有养肝功效的食物如绿色蔬果，以利于滋养肝脏，补血养胎。

孕妈妈的身体变化

孕 1 月，大多数孕妈妈都还不知道自己怀孕的消息，并且体型、体重也都跟怀孕前差不多，这时候子宫的大小也与未怀孕时基本相同。其实，孕妈妈的身体气血已经发生了变化，只是还没有妊娠感。此时因为胚胎太小，母体的激素水平较低，因此一般不会有不舒服的感觉。一些身体比较敏感的孕妈妈可能会出现低热、怕冷、慵懒、疲倦及嗜睡的症状，就像患了感冒一样。

胎儿的发育情况

孕 1 月是胚胎的形成期，中医学称第一个月的胎儿为"始胚"。一般胚芽在孕 2 周后可以看出心脏的外形，并且在第 3 周开始心脏跳动。到了第 4 周，胚芽的身体开始生长，折成了圆筒状，头尾弯向腹侧，头部非常大，占据着身体的一半，还有着长长的尾巴，外形像只小海马。至本月末，胎宝宝的血液循环系统原型、脑、脊髓等神经系统器官原型开始陆续出现，胎盘、脐带也开始发育。

孕早期不需要刻意进补

在大多数人的观念中，女人怀孕了就得进补，多吃一些有营养的食物，这样才能让孕妈妈肚子里面的胎儿健康成长。正因为如此，可以见到这样一种现象：当有人怀孕后，家里的餐桌上便会顿顿出现大鱼大肉，以及各种各样的营养补品，不管孕妈妈愿意也罢，不愿意也好，家里人都会跟她说："多吃一点，对肚子里面的孩子好。"

没错，孕妈妈在怀孕的时候，需要补充营养，但是补，也得有讲究、有原则、有规律。事实上，在孕一月，孕妈妈只需要保持原来的饮食，就可以了，并不需要刻意进补。

为什么这么说呢？孕一月，在中医学中被称之为"胎始"。什么意思呢？就是在怀孕第一个月，是腹中的生命刚刚开始的阶段。打一个不怎么确切的比方，就是一颗种子刚刚开始发芽。在此时，需要从母体中吸取的营养必不会很多，孕妈妈身体内原本存储的营养就足以满足需求。

事实上，在怀孕的第一个月就大量地食用大鱼大肉等高营养食物，或通过其他补品来进补，所摄取的营养远远超过了腹中胎儿所需，就会被孕妈妈所吸收，会因为营养过剩，造成孕妈妈过胖，患上妊娠期糖尿病、妊娠期高血压等疾病，想想看，孕妈妈自身的健康都出现了问题，其腹中的胎儿又怎么能够很好地发育成长呢？不仅如此，据现代临床研究发现，孕期刻意进补，在引起孕妈妈营养过剩的同时，还会导致巨大儿的出现，使胎儿先天畸形的发生率增加。由此可见，要想拥有一个健康的宝宝，在怀孕的头一个月，孕妈妈只需要按照正常的饮食习惯进食即可，做到定时定量进餐，不要偏食，注意营养全面均衡。

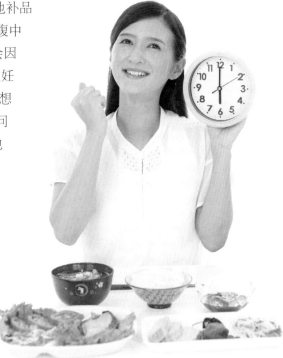

多吃青色食物，以养肝养胎

中医认为，五色归五脏，"青色入肝"，绿色食物对肝脏大有益处。对于孕妈妈来说，平时多吃深色或绿色蔬果如油菜、甘蓝、菠菜、西蓝花等，能起到滋养肝血的作用，有助于胎儿的发育，此外还有利于缓解疲劳，舒缓肝郁。

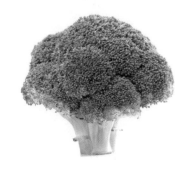

西蓝花　味甘，性平；
入脾、肾、胃经

西蓝花有滋养肝肾、补气养血、补脾和胃之功效，很适合孕妈妈食用。现代研究还发现，西蓝花富含维生素 C 和丰富的叶酸，能增强孕妈妈免疫力，促进铁质的吸收，保护胎儿的神经系统。

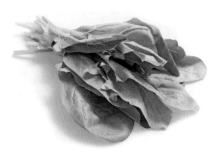

菠菜　味甘、辛，性凉；
入胃、大肠经

菠菜有补血止血，利五脏，通血脉，滋阴平肝，助消化的功效。此外，菠菜中含有丰富的铁和叶酸，孕妈妈适当吃点菠菜能预防缺铁性贫血，促进胎宝宝健康发育。不过吃菠菜以前，最好先焯水再烹饪，这样菠菜中草酸含量减少，不会影响人体对钙的吸收。

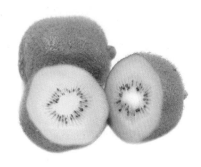

猕猴桃　味甘、酸，性寒；
入胃、肝、肾经

猕猴桃具有理气、护肝、养颜、润燥、除烦等功效，孕妈妈适当食用不仅能补充孕期所需营养，还有助于补血止血、护肤、预防妊娠纹、助消化等。此外，猕猴桃中富含叶酸，是胎宝宝生长发育不可缺少的营养素。

> **小贴士**
>
> 猕猴桃是凉性水果，因此脾胃虚寒的孕妈妈应慎食，腹泻或有先兆性流产现象的孕妈妈最好也不要食用。

孕妈妈喜酸，选择酸味食物有讲究

很多怀孕的女子喜欢吃酸味的食物，中医认为这和肝经有关。肝主藏血，怀孕初期容易肝阴不足，五脏与五味相对应，肝对应的就是酸，因此就会出现孕妈妈喜酸的现象。中医提醒，喜酸的孕妈妈最好选用一些既有酸味又有营养的食物，如西红柿、青苹果、橘子、草莓、葡萄、酸枣等新鲜水果。需要注意的是，有一些酸味食物是不适合孕妈妈食用的，例如：

山楂　味酸、甘，性微温；
归脾、胃、肝经

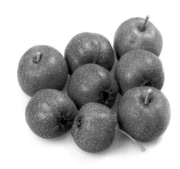

山楂对孕妈妈子宫有收缩作用，孕妈妈食用较多的山楂制品，会刺激子宫收缩，甚至造成流产，尤其孕早期以及既往有流产、早产史的孕妈妈不可贪食。

杏子　味酸，性热；
归肺、大肠经

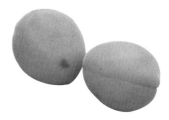

杏子有滑胎作用，由于妊娠期间原本胎热较重，而杏子的热性及其滑胎特性很容易对胎儿造成不良影响，因此孕妈妈应忌吃杏子。

腌菜

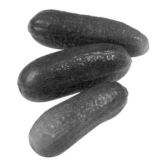

这类人工腌制的小菜虽然可口，但是营养成分几乎消失殆尽，食用此类食物可能会对孕妈妈和胎儿造成危害，因此孕妈妈还是少吃为好。

> **小贴士**
>
> 俗话说"酸儿辣女"，人们认为孕妈妈如果喜欢吃酸的就会生男孩，如果喜欢吃辣的就生女孩。其实怀孕后口味发生变化属于正常的妊娠生理反应，与胎儿的性别无关。

酒精伤肝伤胎，孕妈妈忌饮酒

酒多是大热之物，尤其白酒，性大热，味甘、辛，入十二经，虽能通经脉、御寒气、温脾胃，但其性辛热，是纯阳之物，能助火热，消胎气，影响胎儿的成长发育，甚至导致胎儿畸形，因此孕妈妈应忌饮酒。正如《随息居饮食谱》中说："阴虚火体，切勿沾唇。孕妇饮之，能消胎气。"其实，不管是白酒还是红酒，孕妈妈都不宜饮用。

小贴士

孕妈妈要禁烟酒，因为尼古丁会刺激血管中枢，使胎盘得到的氧气供应和血流量不足，影响胎儿的生长发育。近年来临床上发现，抽烟的孕妈妈大多容易流产或早产，所产下的宝宝体重多不足。

现代医学研究也发现，孕妈妈在孕早期摄入酒精，会增加流产概率；另外，酒精会对胎儿的中枢神经系统造成不可逆的损害，还会影响各个脏器和系统的发育。

宜继续补充叶酸

孕早期是胎宝宝神经系统发育的关键时期，孕妈妈不要忘记补充叶酸，如果此时母体缺乏叶酸，就会影响胎儿神经系统的正常发育，严重者还将造成无脑儿与先天性脊柱裂等先天畸形，也可因胎盘的发育不良而造成流产、早产等。因此，孕妈妈要注意补充叶酸，平时多吃一些富含叶酸的食物，例如莴苣、番茄、胡萝卜、青菜、龙须菜、菜花、橘子、樱桃、香蕉、柠檬、桃子等。

补充叶酸的方法有很多，如果仅靠食物中的叶酸不能完全满足需要，孕妈妈可以在医生的指导下口服叶酸补充剂。

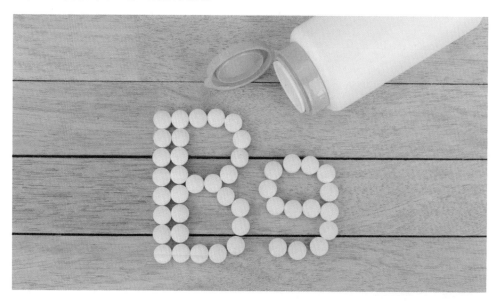

孕妈妈一周饮食方案

	早餐	加餐	午餐	加餐	晚餐
第1天	山药糯米粥 煮鸡蛋	猕猴桃沙拉	米饭 排骨烧油菜 彩椒肉片 西红柿蛋花汤	饼干 牛奶	肉饼 青菜豆腐汤
第2天	面包 牛奶	鸡蛋羹	米饭 清蒸鲤鱼 麻酱白菜心 紫菜冬瓜肉丸汤	苹果 苏打饼干	豆沙包 山药红枣粥
第3天	桂圆红枣粥 煮鸡蛋	牛奶	馒头 油菜拌肉片 西红柿炒鸡蛋 小白菜丸子汤	橘子	西红柿鸡蛋面 清炒绿豆芽
第4天	红枣小米粥 煮鸡蛋	橙子	大饼 西蓝花炒牛肉 醋熘土豆丝 白菜豆腐汤	蛋糕	蛋炒饭
第5天	豆包 菠菜拌腐竹	玉米鸡蛋饼	米饭 青椒炒土豆丝 四喜蒸蛋 墨鱼花生排骨汤	苹果	猪肉大葱水饺
第6天	红薯粥 茶叶蛋	猕猴桃 酸奶	米饭 韭菜炒虾仁 莲藕炖排骨 莲藕丸子汤	牛奶荷包蛋	牛奶馒头 清炒茼蒿
第7天	三鲜馄饨	黑芝麻糊	米饭 胡萝卜鸡块 洋葱拌木耳 紫菜虾皮汤	豆浆 全麦面包	素炒饼丝 紫菜鸡蛋汤

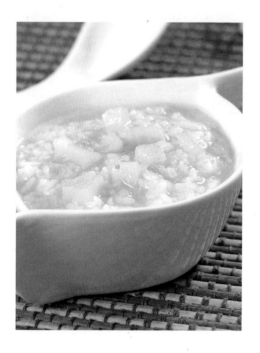

山药糯米粥

材料 糯米 60 克，山药 50 克。

做法

1. 糯米淘洗干净，浸泡 3～4 小时；山药去皮，洗净，切块。
2. 锅置火上，放入糯米、山药块和适量清水，用大火烧开，转小火煮至米粒熟烂。

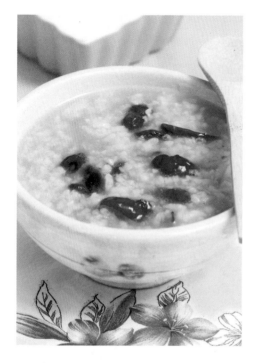

桂圆红枣粥

材料 红枣、桂圆肉各 10 克，粳米 50 克。

调料 红糖适量。

做法

1. 红枣、桂圆肉分别洗净，粳米淘洗干净。
2. 锅中加适量清水，放入粳米、红枣、桂圆肉。
3. 煮至粥熟后，加适量红糖调味即可。

青椒炒土豆丝

材料 土豆 200 克，青椒 50 克。

调料 盐适量。

做法

1. 土豆去皮、洗净，切成丝，用清水浸泡半小时，期间可以更换 2～3 次水。

2. 青椒去蒂、去籽，清洗干净，切成丝。

3. 锅入油烧热，下土豆丝翻炒，放入青椒丝炒匀，加少许盐调味，煸炒入味，装盘即可。

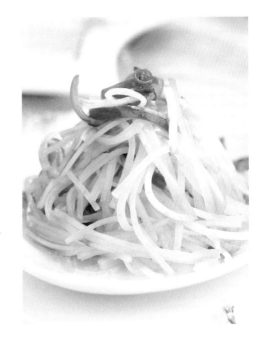

花生菠菜

材料 熟花生米 50 克，菠菜 300 克。

调料 蒜末、盐、鸡精、香油各适量。

做法

1. 菠菜择洗干净，入沸水中焯 30 秒，捞出，晾凉，沥干水分，切段。

2. 取盘，放入菠菜段、花生米，用蒜末、盐、鸡精和香油调味即可。

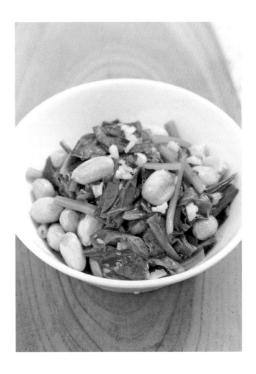

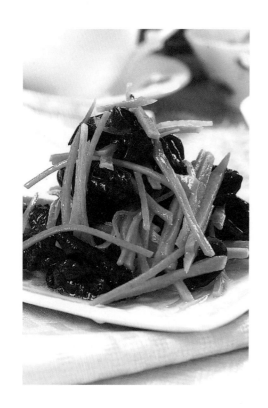

胡萝卜炒木耳

材料　胡萝卜 250 克，水发黑木耳 50 克。

调料　葱花、盐、鸡精各适量。

做法

1. 胡萝卜洗净，切丝；水发黑木耳择洗干净，撕成小朵。
2. 炒锅置火上，倒入适量植物油，待油温烧至七成热，加葱花炒出香味，放入胡萝卜丝翻炒均匀。
3. 加木耳和适量清水烧至胡萝卜丝熟透，用盐和鸡精调味即可。

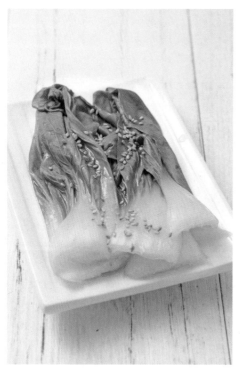

芝麻油菜

材料　油菜 150 克，白芝麻 25 克。

调料　盐、香油、鸡精各适量。

做法

1. 油菜择洗干净，入沸水中焯 1 分钟，捞出，晾凉，沥干水分；白芝麻挑去杂质。
2. 炒锅置火上烧热，放入白芝麻炒熟，盛出，晾凉。
3. 取盘，放入油菜，加盐、鸡精和香油拌匀，撒上熟白芝麻即可。

西蓝花炒牛肉

材料 西蓝花 300 克，牛肉 200 克，胡萝卜 30 克。

调料 姜丝、蒜片、淀粉、酱油、料酒、白糖、盐各适量。

做法

1. 胡萝卜洗净，切片；西蓝花洗净，撕成小朵，入沸水中煮熟，捞出沥水。

2. 牛肉洗净、切片，加适量淀粉、酱油、料酒、白糖、盐腌渍片刻。

3. 锅入油烧热，下姜丝、蒜片炒香，下胡萝卜片翻炒片刻，加入牛肉炒至九成熟，加入西蓝花翻炒均匀，加盐调味即可。

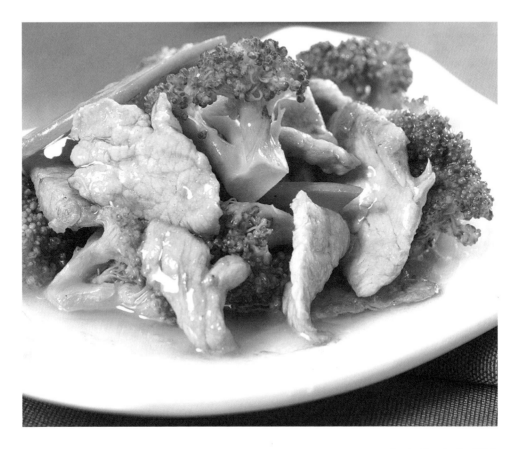

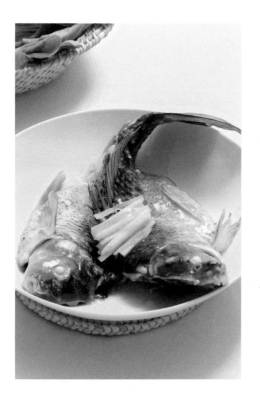

清蒸鲤鱼

材料 新鲜鲤鱼 500 克，水发香菇 10 克。

调料 酱油、食盐、料酒、葱段、姜片各适量。

做法

1. 鲤鱼洗净，切花刀，放食盐和料酒腌制 10 分钟；香菇泡软切片。
2. 将葱段铺在盘子里，放上鱼，在鱼身上放香菇片和姜片。淋上酱油。
3. 放入蒸锅中大火蒸 15～20 分钟即可。

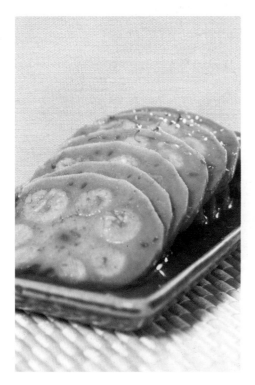

蜜汁莲藕

材料 莲藕 500 克，糯米 60 克。

调料 蜂蜜、干桂花各适量。

做法

1. 藕去皮，洗净，将藕节一端切下，沥干；糯米洗净，浸泡 3 小时；将糯米灌入藕孔，将切下的藕节放回原处，用牙签固定，以防漏米。
2. 锅内放藕，倒入清水，稍没过藕，烧开后转小火煮 1 小时，加干桂花继续煮 30 分钟。
3. 煮好的糯米藕取出，晾凉，撒上蜂蜜、干桂花，切片即可。

征兆二：疲劳嗜睡

如果你最近觉得很疲惫，总是想趴在桌上休息，渴望好好睡上一觉，尤其是你可能之前从未出现过这样的状况。那么，你很有可能是怀孕了。

征兆一：月经停止

如果你平时月经周期规律，从月经初潮到现在十几年的时间，月经常常如约而至，那么月经突然没有按时到来，就要想到自己是否已经怀孕。

征兆三：乳房胀痛

这种疼痛像你在月经来之前那段时间的胸部疼痛的夸大版本。如果再伴随乳头及乳晕颜色的加深、乳晕上小颗粒突出，那么你怀孕的可能性更大。

怀孕了，
有什么征兆

征兆六：恶心呕吐

如果你月经过期，并且胃口发生改变，如在早晨起床后，有恶心、反酸、食欲缺乏、挑食等现象，那么，你应该是怀孕了。

征兆五：莫名尿频

怀孕后，子宫在渐渐变大，而膀胱位于子宫前侧，自然受到压迫，使膀胱的容量变小，从而容易产生排尿的感觉。

征兆四：分泌物增多

怀孕后，由于孕妈妈体内的雌性激素增多，造成阴道内部血液循环加速，使得分泌物增加。

充足的睡眠有利于安胎

怀孕后，孕妈妈的生活起居要有规律，应适当地增加睡眠和休息时间。要知道，充足的睡眠是非常有利于安胎的，因为孕妈妈在睡眠时垂体会分泌生长激素，是胎宝宝成长不可或缺的物质。

孕妈妈的睡眠时间应比正常人多一些，每晚最少睡8～9小时，如果有条件要午睡，最好能保证1小时左右的睡眠时间。即使单位没有太长的午休时间，没有良好的午睡条件，也应在午饭后闭目养神一段时间。

怀孕、感冒别混淆

刚怀孕时，有些孕妈妈会出现体温略微升高、头痛、精神疲乏等症状，于是就认为自己感冒了而服药，这很容易对胎儿造成不良影响。因此，孕妈妈不要混淆了怀孕和感冒，虽然它们症状相似，但并不难辨别。

停经： 怀孕后的第一症状是停经，而感冒通常都不会影响月经的来潮。

体温升高： 怀孕后的体温会有所升高。一般育龄期女性基础体温保持在36.1℃～36.4℃之间，孕期体温会升高0.5℃。只有当体温达到37.5℃以上时，才说明可能是感冒引起发烧了。

鼻塞： 感冒了还会出现流鼻涕、鼻塞、关节疼痛等症状，而怀孕不会出现这样的症状。

学会推算预产期

对于孕妈妈来说，准确推算预产期是十分重要的。这不仅可以让孕妈妈心中有数，合理制定孕期计划，还可结合产检报告得到的胎儿生长情况，判断孕育是否正常。推算预产期的方法很多，最常用的是末次月经推算法。

预产月份：用末次月经第1天所处的月份加上9或减去3，如果末次月经在1～3月，加上9，如果在4～12月，则减去3；预产日期：用末次月经第1天的日期加上7。也就是下面这个公式：

> 预产期月份 = 末次月经第一天的月份 +9 或 −3
>
> 预产期日期 = 末次月经第一天的日期 +7

所以，孕妈妈只要记得末次月经的日子，直接套用公式就可以得出预产期了。例如：

月经周期越规律，这个方法算出来的预产期就越准确。不过，预产期其实不是精确的分娩日期，只是个大概时间。一般来说，在预产期前两周或后两周内分娩都属于正常。

末次月经时间：2018 年 2 月 1 日
推算：月份 2+9，日期 1+7
那么，预产期就是 2018 年 11 月 8 日

孕早期戒房事

《幼幼集成·保产论》指出："古者妇人怀孕，即居侧室，与夫异寝，以淫欲最当所禁。"古人主张孕妈妈宜清心寡欲，分房静养。妊娠早期及产前 3 个月尤应谨戒房事。怀孕早期若房事不节，则易见相火动于内，阴气泄于外，可致胎毒、胎漏、流产等。怀孕后房事无度，往往引起半产、难产，生子亦易愚鲁多疾早夭。

孕妈妈吃中药有禁忌

孕妈妈不管是生病了服药，还是服用安胎营养的补药，都需要有所禁忌，有些药物孕妈妈是不能服用的。

孕妈妈禁忌中成药一览表

药物种类	禁忌原因	代表药物
活血类	此类中药有活血祛瘀、理血通络之功效，易导致流产	七厘散、小金丹、虎杖片、云南白药、三七片等
消导类	消食导滞、消痞化积类的中成药具活血行气、攻下之效，易致流产	九制大黄丸、清胃中和丸、香砂养胃丸、大山楂丸等
理气类	具有疏畅气机、降气行气之功效	木香顺气丸、气滞胃痛冲剂、十香止痛丸等
开窍类	易损胎儿之气，孕妈妈用之恐致堕胎	安宫牛黄丸、行军散等
祛湿类	具有化湿利水、通淋泄浊功效，故孕妈妈不宜服用	胆石通、结石通等
驱虫类	多为攻伐有毒之品，易致流产、胎儿畸形等	囊虫丸、驱虫片、化虫丸等
泻下类	有通泻大便、排除肠胃积滞之功，有损胎气	十枣丸、舟车丸、麻仁丸、润肠丸等
清热类	有清热解毒、泻火、燥湿之功效，易致流产或畸形	牛黄解毒片、片仔癀、败毒膏、六神丸

孕妈妈要远离这些西药

药物种类	禁忌原因
四环素类	毒性大，可抑制胎儿骨骼发育
氯霉素	可通过胎盘进入胎儿血液循环，导致新生儿灰婴综合征或再生障碍性贫血
磺胺类	可导致新生儿高胆红素血症、黄疸等
利福平	可导致无脑儿、脑积水和四肢畸形
喹诺酮类	对胎儿软骨发育有影响
氨基糖苷类	对胎儿脑神经和肾脏有影响
阿司匹林	可致胎儿骨骼畸形、神经系统或肾脏畸形
激素类	如肾上腺皮质激素等，对胎儿亦有致畸作用
抗癫痫药	如三甲双酮、苯妥英钠等，可引起胎儿脑异常

早孕试纸百分百准确吗

早孕试纸可以很快地测出是否怀孕，并且使用起来很方便，那么它们是不是百分百准确呢？其实早孕试纸的准确率差异很大，女性在家里做怀孕自我测试，没有任何外界的指导，一般测试结果只能达到50%~75%的精确率。

所以孕妈妈不可过分轻信自测结果。女性停经后，通过自测发现怀孕，这时最好再去医院进行检查，确认是否怀孕，以便及早做好心理与精神上的准备。

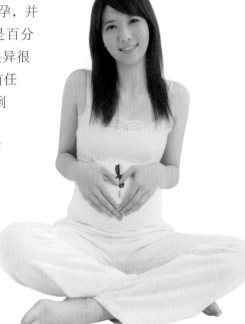

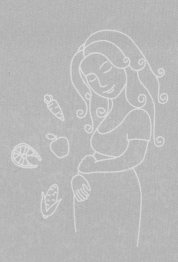

第二章

孕2月
养胆生血脉

怀孕第2个月是胎儿胆经生发之时，胆主人体之精，胆气足的孕妈妈气血旺盛。这个阶段是血脉生发而形成胎儿大脑和五官的重要时期，因此在饮食上不可马虎，孕妈妈宜食用易消化的食物，还要注意滋补，但不宜温补。

孕妈妈的身体变化

孕2月，孕妈妈在外形上基本没有什么变化。子宫比未怀孕时要稍大一点，腹部还没有隆起的痕迹。大部分孕妈妈已有妊娠感觉，一般从第6周左右开始，出现恶心、呕吐、困倦等早孕反应。这一阶段，孕妈妈的神经变得十分敏感，经常受到急躁、不安、忧郁、烦闷等情绪的困扰。同时，孕妈妈还会出现白带增多、乳房增大、乳房胀痛等现象，以及由于骨盆充血压迫到膀胱引起的便秘、腹泻、多尿等现象。

胎儿的发育情况

2个月的胎宝宝在中医上叫"始膏"，从最初的胚囊开始逐步精细化，月末时可初具人形，身长2~3厘米，体重约为4克。此时，心、胃、肠、肝等内脏及脑部器官开始分化。手脚已分明，眼睛、耳朵、嘴巴也大致出现了，已经像人的脸了，小尾巴逐渐消失，但仍是头大身小。这时的胎宝宝会自发地运动，还能把手臂上下移动，像游泳一样。胎宝宝的皮肤很薄，呈透明状态，能够透过皮肤清晰地看到其中的血管。

滋补而不宜温补

中医认为"产前宜凉，产后宜温"，因为大部分女性在怀孕后阴血偏虚，内热较重，如过多食性温、大热的食物，容易出现"火上加火"的情况，出现便秘、长痘、流鼻血、烂嘴角等症状，严重者会出现腹痛、见红等先兆流产症状。

因此，孕早期孕妈妈滋补身体要避免温补，尤其不宜多吃桂圆、人参、阿胶这些热门补品，否则会引起气盛阴耗，加重早孕反应、水肿等。

鹿茸

鹿茸是一种名贵的补品，有益气补血、提高免疫力、强筋骨等作用，但是孕妈妈不宜食用。

鹿茸有活血功效，孕妈妈是忌食这类食物的，因为过多食用可能导致流产。鹿茸性热，有温补作用，而孕妈妈体质大多偏热，服用鹿茸可能会导致便秘、口腔溃疡等。此外，鹿茸属于大补之物，怀孕期间孕妈妈如果经常食用，可能会因为滋补过剩导致胎儿发育过大，而增加分娩的难度。孕妈妈如果必须食用鹿茸，最好在医生的指导下服用。

人参

人参是一种滋补中药材，很多人都会用人参来滋补。人参性热，具有补气固脱、健脾益肺、宁心益智、养血生津、美容养颜、延年益寿的功效。对于孕妈妈来说，一般最好不要食用人参。因为怀孕后，孕妈妈阳气偏盛，如果服用人参有可能会造成阴虚火旺、阴阳不协调，这容易扰动胎儿，对胎儿的发育很不利。而且人参有"抗凝"的副作用，容易引发出血，严重时会导致孕妈妈见红、早产。体质特别虚弱的孕妈妈如果要服用人参，最好在医生的指导下服用。

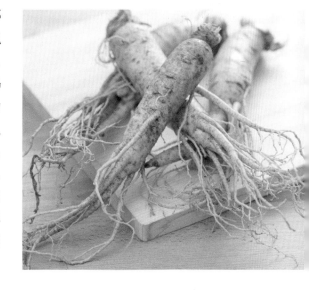

不宜食用辛辣热性之物

女人一旦怀孕，口味方面会发生较大的变化，很多孕妈妈喜欢吃辛辣的食物，比如大蒜、辣椒、胡椒、茴香、韭菜等。妇女孕期机体处于阴血偏虚、阳气偏盛的状态，而大辛大热类食物不仅能助生胎热，令子多疾，还可助阳动火，旺盛血行，损伤胎元，甚则迫血堕胎。

此外，孕期食用辛辣食物的话，对于胎儿的发育也不利，辛辣食物当中的辛辣素会随着母亲的血液循环进入到胎儿的体内，容易造成严重的刺激，而且还会影响到胎儿的皮肤健康，故孕期应避免或禁止食用。

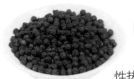

胡椒

性热，味辛；
归胃、大肠经

为大辛大热之物，归胃、大肠经，具有温中散寒、下气、消痰的功效，但是孕妈妈不宜食用。《本草经疏》中说："胡椒，其味辛，气大温，性虽无毒，然辛温太甚，过服未免有害。"《随息居饮食谱》中强调："多食动火燥液，耗气伤阴，破血堕胎，故孕妈妈忌之。"因此，孕妈妈最好不要食用。

花椒

性热，味辛；
归脾、胃经

性温，味辛，具有散寒、除湿、止痛、杀虫等作用，古代医学家认为，阴虚火旺之人和孕妈妈忌食。如《随息居饮食谱》中说："多食动火堕胎。"

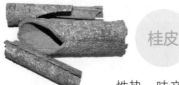

桂皮

性热，味辛、甘；
归脾、肾经

又称肉桂、玉桂，味辛甘、性大热，能补火助阳，温通血脉，祛寒止痛，但因其味辛、性大热，易致血热，进而迫血妄行，甚或导致堕胎，故孕期应禁止食用。《本草丛新》中说"肉桂通经催生堕胎"；《名医别录》也说肉桂"能堕胎"；《得配本草》记载肉桂"痰嗽咽痛，血虚内燥，孕期、产后血热，四者禁用"。

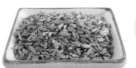

茴香

性温，味辛、甘；
归肾经

茴香是一味药食两用的食物，有活血化瘀、温阳散寒、理气止痛的功效，但其性质本身比较燥热，不适合体质热、易上火的人群大量服用。茴香属于热性香料，过量食用有导致流产、早产的风险，容易造成便秘，增加身体的负担，孕妈妈最好不要食用。

吃些易消化的食物

在孕早期，很多孕妈妈有妊娠反应，没有食欲，肠胃功能也相对减弱，消化能力大不如前，容易出现消化不良的情况。因此，孕妈妈在饮食上应避免油腻和难消化的食物，这些都会加重胆囊等消化器官的负担，导致或加重消化不良。

小贴士

孕妈妈消化不良是一种孕期的正常反应，包括食欲不振、恶心和呕吐等症状，如果不严重是不需要担心的。

孕妈妈应多吃口味清淡、有营养、容易消化的食物，包括流质、半流质食物和比较软的食物，如牛奶、粥、稀饭、面条、挂面汤、面片汤、馄饨汤、软米饭、馒头、花卷、包子、软饼等。

吃些有健脑功效的食物

孕2月是胎儿督脉的形成期，这时需要补充大脑发育所需的养分，因此孕妈妈应该吃些有益智健脑功效的食物，如大豆、芝麻、核桃、鱼虾等。

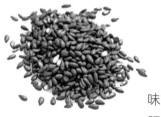

芝麻

味甘，性平；归肝、肺、肾经

有补肝肾、益精血、润五脏、益气力的功效，是常用的健脑食品，《神农本草经》指出，芝麻具有"益气力、长肌肉、填脑髓"的作用。

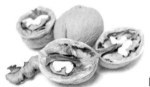

核桃

味甘，性温；归肾、肺、大肠经

核桃是公认的"四大干果"之一，有滋补肝肾、补气养血、益智健脑、润肠通便的功效，孕妈妈适当食用有助于胎儿大脑的发育。核桃不仅是很好的益智食物，而且还有乌须发的作用，孕妈妈经常食用，宝宝的头发也会长得很好。

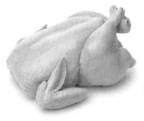

鸡肉

味甘，性温；归脾、胃、肝经

有温中益气、补虚填精、健脾胃、活血脉、强筋骨的功效。《神农本草经》上说鸡肉能"通神"，后世医家大多认为鸡肉"食之令人聪慧"。鸡肉所含的营养成分是胎儿脑发育必不可少的。

怎么吃能减轻孕吐

食物要多样化

孕妈妈每天要保证各类食物的摄入量和比例适当，所以最好每天三餐的食物品种不同，每周的食物品种也不重复，这样才能达到营养均衡。

晨起一杯水

孕妈妈恶心呕吐的症状多在早晨起床或傍晚时较为严重，为了克服晨吐症状，孕妈妈最好清晨起来即喝一杯温开水，通过温开水的刺激和冲洗作用，增加血液的流动性，激活器官功能，使肠胃功能活跃起来。喝完温开水后再吃点小零食、小点心，可以帮助抑制恶心。

少食多餐

有孕吐反应的孕妈妈可以少食多餐，并且不用拘泥于进食时间，只要想吃就可以吃，不用考虑食物的营养，也不必强求每餐的分量。只要各种食物的比例适宜，就能保证孕妈妈和胎儿所需营养。

备些小零食

孕妈妈可准备一些小零食，如面包、苏打饼干等食物，想吃的时候就吃点，可缓解孕吐的不适。

改变饮食习惯

孕吐反应一般在早晨起床或早餐后较强，可以改变饮食规律，以减轻呕吐症状。比如孕妈妈可以在起床前吃点烤馒头、咸饼干等。午后反应现象一般较轻，晚餐时应增加可口的饭菜。

不能因尿频就少喝水

怀孕的前3个月，孕妈妈特别容易感到尿频，这是因为子宫在渐渐变大，而膀胱位于子宫前侧，自然会受到压迫，使膀胱的容量变小，即便有很少的尿也会使孕妈妈产生尿意，进而发生尿频。

小贴士

有了尿意应及时排尿，切不可憋尿，以免憋尿时间太长而影响膀胱功能，导致不能自行排尿，造成尿潴留。

有的孕妈妈因为尿频就刻意减少饮水，甚至禁水，这样做是不妥的，因为水分摄入不足会引起尿路感染。为了避免夜间频频上厕所，在晚餐后应减少水分的摄入，特别是临睡前1小时最好不要喝水。

咖啡饮料最好别喝

我们都知道，咖啡是用咖啡豆经过烘烤并打磨而成的。咖啡，性平，味微苦、涩，有醒神、利尿、健胃等功效，主治精神倦怠、食欲缺乏之症。中医认为，喝咖啡过多容易导致火多伤阴，故孕妈妈不宜过多饮用。

虽然说含咖啡因的食物有提神醒脑的作用，但过多饮用会出现焦虑、失眠等症状，严重的甚至会上瘾，因此孕妈妈不宜喝咖啡。

另外，摄取太多咖啡因会影响胎儿的骨骼成长，有可能出现手指、脚趾畸形，也会增加流产、早产、婴儿体重过轻等情况的发生率。

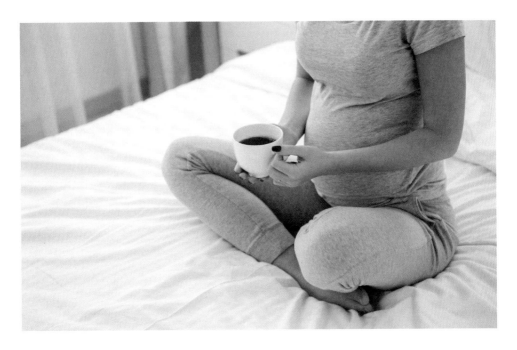

孕妈妈一周饮食方案

	早餐	加餐	午餐	加餐	晚餐
第1天	鸡蛋羹 牛奶	银耳芝麻汁	米饭 肉末茄子 红烧带鱼块 红枣香菇汤	黄桃雪梨粥	花卷 胡萝卜土豆丝
第2天	红枣枸杞粥 煮鸡蛋	苹果 酸奶	米饭 红烧鲫鱼 扒白菜心 香菜鸡蛋汤	面包	猪肉大葱水饺
第3天	豆腐馅饼 牛奶	鸡蛋羹	米饭 西红柿牛腩 拔丝山药 什锦豆腐汤	橘子	牛奶馒头 玉米排骨汤
第4天	肉包子 紫菜鸡蛋汤	香蕉 酸奶	米饭 清炒油菜 肉片香芹 冬瓜鱼丸汤	荷包蛋	西红柿鱼片面
第5天	面包 牛奶	酸奶	大饼 金针炒鸡丝 凉拌三丝 紫菜萝卜汤	黑芝麻花生粥	肉炒饼 西红柿鸡蛋汤
第6天	核桃燕麦豆浆 煮鸡蛋	饼干 鲜榨果汁	米饭 虾皮煎豆腐 鲜菇鸡片 排骨粉丝汤	葡萄	馒头 清炒小白菜
第7天	鸡蛋西红柿面	三鲜馄饨	米饭 清炒西蓝花 糖醋排骨 鲫鱼豆腐汤	酸奶	玉米发糕 红枣小米粥

牛奶馒头

材料　中筋面粉 300 克，牛奶适量。

调料　发酵粉、白糖各适量。

做法

1. 面粉内加入发酵粉拌匀，加入牛奶、温水、白糖和匀成面团，用力揉 10 分钟，揉至光滑。

2. 将面团搓成粗条，用刀等分切成小块，揉成馒头状，静置发酵 15 分钟。

3. 将馒头放入蒸笼，用大火蒸约 15 分钟即成。

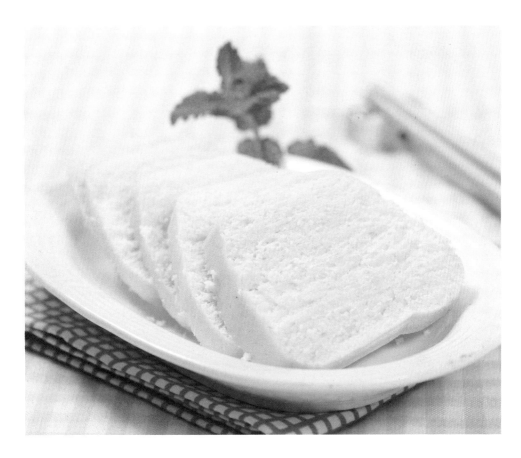

核桃燕麦豆浆

材料 黄豆 50 克，核桃 1~2 个，燕麦 10 克。

调料 冰糖适量。

做法

1. 将黄豆预先用水浸泡 6~8 小时，捞出洗净。

2. 核桃去壳及隔膜，掰成小块；燕麦用水浸泡 1~2 小时，捞出洗净。

3. 将黄豆、核桃仁、燕麦放入全自动豆浆机中，添加适量水，搅打煮熟成浆。

4. 将打出的豆浆过滤后，按个人口味添加冰糖，待冰糖融化即可。

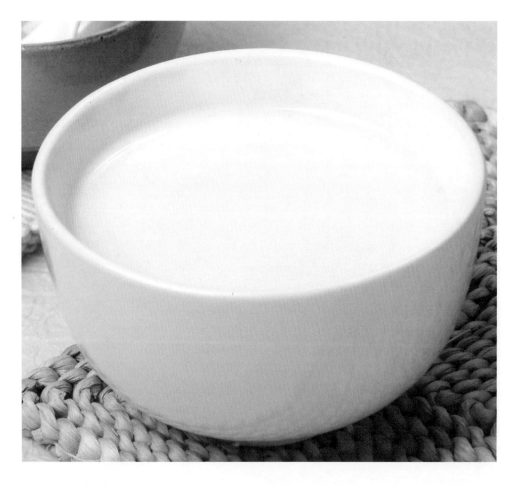

甜奶黑芝麻粥

材料　牛奶 200 克，大米 100 克，熟黑芝麻 20 克，枸杞子 10 克。

调料　冰糖 10 克。

做法

1. 大米洗净，浸泡 30 分钟；枸杞子洗净。
2. 锅置火上，倒入清水大火烧开，加大米煮沸，转小火煮 30 分钟成稠粥。
3. 加牛奶，转中火烧沸，再加枸杞子和冰糖搅匀，撒上熟黑芝麻即可。

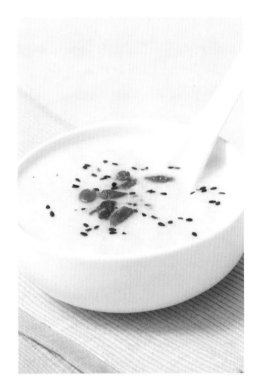

三鲜馄饨

材料　鱼肉 80 克，虾仁 80 克，猪肉馅 80 克。

调料　香菜、葱、料酒、香油、蛋清、淀粉、高汤、盐各适量。

做法

1. 鱼肉剁碎；虾仁洗净，剁细；香菜、葱洗净切碎。将鱼肉末、虾泥与猪肉馅放入容器，加入料酒、香油、蛋清、淀粉和盐，搅匀做成馅料。
2. 馄饨皮包入少许馅料，捏拢，放入开水中煮熟至浮起。高汤放碗内，盛入煮好的馄饨，最后撒入洗净、切碎的香菜末、葱花即成。

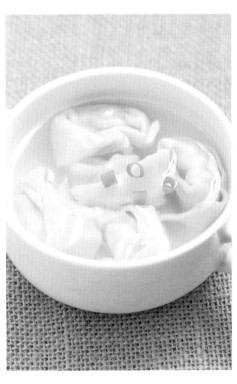

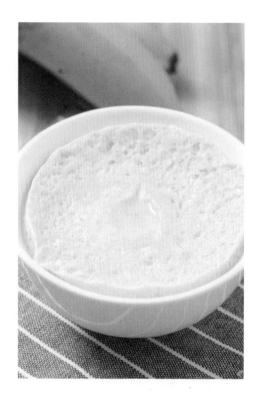

牛奶香蕉蒸蛋

材料 牛奶 150 克，香蕉 100 克，鸡蛋 1 个。

做法

1. 香蕉去皮，切块，和牛奶一起放入料理机搅拌成汁；鸡蛋打入碗中，搅拌成蛋液。

2. 将香蕉牛奶汁倒入鸡蛋中，混合均匀，撇去浮沫，蒙上保鲜膜扎几个孔，水开后入锅，中火蒸 10 分钟即可。

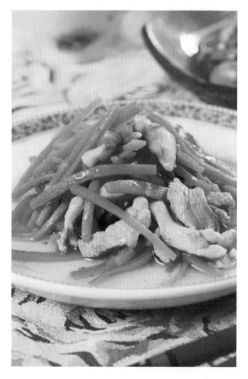

胡萝卜牛肉丝

材料 胡萝卜 100 克，牛肉 200 克。

调料 淀粉、料酒、葱段各 10 克，姜末 5 克，盐 2 克，酱油少许。

做法

1. 牛肉洗净，切成丝，用葱段、姜末、淀粉、料酒和酱油调味，腌渍 10 分钟；胡萝卜洗净，去皮，切成细丝。

2. 锅内倒油烧热，放入牛肉丝迅速翻炒，倒入胡萝卜丝炒至熟，加盐调味即可。

豆浆鲫鱼汤

材料 豆浆 500 克，鲫鱼 1 条。

调料 葱段、姜片各 15 克，盐 2 克，料酒 10 克。

做法

1. 鲫鱼去除鳃和内脏，清洗干净。

2. 锅置火上，倒油烧至六成热，放入鲫鱼煎至两面微黄，下葱段和姜片，淋入料酒，加盖焖一会儿，倒入豆浆，加盖烧沸后转小火煮 20 分钟，放盐调味即可。

功效 健脾利湿、和中开胃。

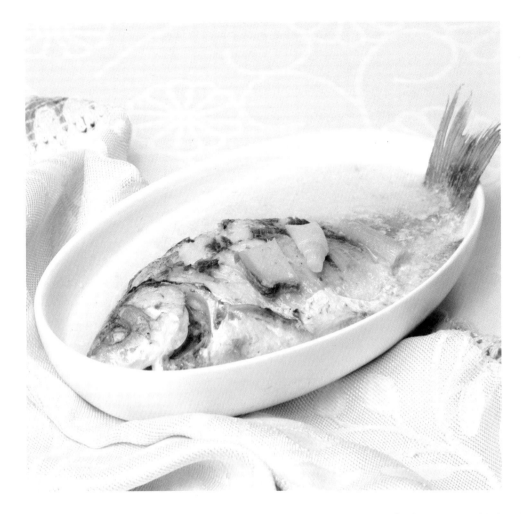

孕妈妈要重视身心调养

孕妈妈的情绪状态对胎宝宝的发育具有重要作用。孕妈妈情绪稳定、心情舒畅有利于胎宝宝出生后良好性情的形成。若孕妈妈经常大喜大悲，情绪不定，容易使母体内的激素分泌异常，对胎宝宝大脑发育造成危害，甚至可能导致流产。因此，孕妈妈要格外注意精神卫生，使自己精神愉快，心情舒畅。

有一些孕妈妈担心孕吐或者食欲不佳会影响自身对营养的吸收，进而影响到胎宝宝的生长发育。中医师提醒，妊娠反应是孕妈妈的正常反应，大多数孕妈妈都有此现象，多数情况下不需要进行特殊治疗。因此，孕妈妈不必过分紧张，只要保持心情愉悦、注意休息即可。多数人到怀孕十二周以后，这些不适症状就自然消失了。不过，如果孕妈妈呕吐严重，吃什么吐什么，甚至滴水不进，呕出胆汁，可能会影响母子健康，需要去医院。

孕吐不会影响胎宝宝

可缓解孕吐又有营养的食物

如果没有特别的偏好，那么不妨选择下面这些食物，既能缓解孕吐，又富有营养，比如燕麦面包、麦片、杂粮粥、杂豆粥、牛奶、酸奶、水煮蛋、蒸蛋羹、带汤水饺、各种新鲜的蔬菜和水果等。

为了促进胎儿的感官发育，孕妈妈应多接受满足五感的良性刺激。孕妈妈与胎宝宝一起饱览美丽的自然风光，倾听鸟鸣声、流水声等大自然的旋律，充分感受大自然的美好，对胎宝宝的感官发育有很好的促进作用。孕妈妈也可欣赏一些绘画、书法、雕塑以及戏曲、影视文艺作品，接受美的艺术熏陶，如果孕妈妈常沉浸在美好的感觉体验中，胎儿也能感觉愉悦，并逐渐养成一种乐观的性格。

孕妈妈宜多欣赏美的东西

适时开始练习孕妇体操是很有必要的，孕2月的孕妇体操包括简单的脚部运动和坐姿练习，适应后再慢慢增加体操的种类和难度。

脚部运动：随着胎儿的生长发育，孕妈妈的体重也慢慢增加，脚部的负担也日益加重。因此，孕妈妈最好每天活动活动足关节，既可减轻怀孕带来的负重感，也可增强脚部的承载能力。

坐姿练习：正确的坐姿，不但可以减轻上半身对盆腔的压力，还可预防腰部疼痛。孕妈妈尽量选择有靠背的椅子就座，坐之前，双脚并拢，左脚后挪一点，使身体重心保持在椅垫中央，然后再慢慢后移臀部，将后背靠在椅背上，深呼吸，伸展、放松脊背。

练练孕妇体操

出现流产征兆怎么办

流产最主要的信号就是阴道出血和腹痛，出血的颜色可为鲜红色、粉红色或深褐色。如果孕妈妈发现内裤上有血丝或咖啡色分泌物，下腹有轻微疼痛、下坠感或感觉腰酸，可能是流产的先兆。这时孕妈妈不要太紧张，应立刻卧床休息，不要再走动。如果情况没有改善，反而加重，则需要及时就医。

常见的异常妊娠有宫外孕和葡萄胎。

宫外孕：是指由于某种原因，受精卵在子宫腔以外的地方着床。宫外孕常有停经、腹痛、阴道出血的症状。当孕妈妈出现以上症状时应考虑是否发生了宫外孕，一定要及时去医院诊断治疗。

葡萄胎：是指胚胎的滋养细胞绒毛水肿增大，形成大小不等的水泡，相连成串，像葡萄一样，故称葡萄胎。葡萄胎一般开始于停经后的 2~3 个月，其症状为肚子长大得较快、妊娠呕吐剧烈、腹痛、阴道出血且多为间断性少量出血。一旦出现这些异常症状，孕妈妈应及时去医院就诊。

异常妊娠早发现

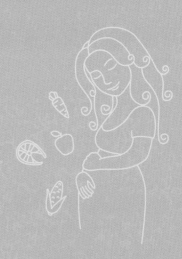

第三章

孕3月
养心护胚胎

怀孕第 3 个月，心包经主养，此阶段是胎儿的心脏和血脉形成的重要时刻。在中医看来，五味中苦味与心相对，所以这个月孕妈妈可以适当吃些苦味的食物，不仅能够增加食欲，还有利水消暑、清热解毒的功效。

孕妈妈的身体变化

孕 3 月，孕妈妈的妊娠反应达到了最严重的阶段，到了第 10~11 周会逐渐减轻，12 周后基本消失。到本月末，子宫已经有拳头那么大，并突出骨盆腔，孕妈妈的下腹轻微隆起，用手轻轻触摸耻骨上缘，可以感觉到子宫的存在。同时，腰围增大，腿部、臀部都比以前粗壮、结实。孕妈妈腰部易酸痛，脚部易产生痉挛现象，乳房更加胀大，下体分泌物也增多。此时期最易流产，须多加小心。

胎儿的发育情况

3 个月的胎宝宝在中医上叫"始胎"，此时胎儿身长 7.5~9 厘米，体重约为 20 克，眼、鼻、口、耳等器官形状清晰可辨，手、足、指头也一目了然，几乎与常人完全一样。胎宝宝的骨骼开始硬化，手指、脚趾都清晰可辨，并且已经长出了指甲。手脚也已经能活动，此时胎宝宝的皮肤还是透明的。胎宝宝的内脏器官发育基本完成，心脏也大约在怀孕满 3 个月的时候形成。胎盘也已经基本成形，胎宝宝可以在羊水中自由转动。

注意补充水分降心火

心火有虚实之分。实火多由邪热内蕴、痰火内郁或情志所伤，五志过极化火而致。虚火多为劳累过度，耗伤心之阴血，阴阳失衡，阳气偏亢所致。

孕妈妈如果表现为咽干口苦、喉咙痛、舌苔黄、大便秘结、烦闷躁动、面赤、发热等，为实火。虚火旺多表现为易疲劳、体形消瘦、午后潮热、五心烦热、盗汗、咽干口燥、大便干结、小便短黄、舌红等。

心火旺的孕妈妈要注意多喝水，补充水分，以降心火。但是，孕妈妈喝水也是很有讲究的。

1.水分的补充最好是少量、多次，别等到口渴时才饮水，感到口渴说明体内水分失衡，需要补充水分。

2.早晨起床后喝一杯水，能够补充睡眠中丢失的水分，利尿通便。

3.喝水不能过急，如果喝水太快或者大口大口地喝，就会把很多空气一起带入，容易引起打嗝或者腹胀。

4.最好喝白开水，不宜饮茶水，喝浓茶会使孕妈妈失眠，严重的话会影响胎儿的正常发育。

5.不宜喝太多果汁，果汁中糖分很容易过高，会对孕妈妈的体重和肾造成负担，对胎儿不利。

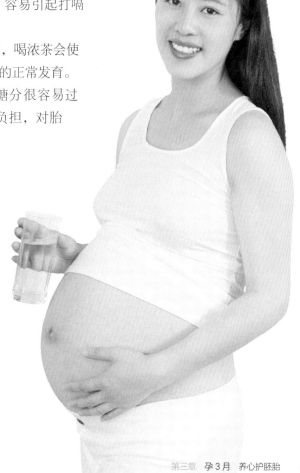

> 小贴士
>
> 通过简单的穴位按摩可以调整全身气血运行，从而达到清心火、降心气的目的。比如按摩大陵穴、神门穴、外关穴、行间穴、太冲穴、神庭穴等。

多吃红色食物，补血

中医认为，五色入五脏，红色对应心脏，所以中医理论中有"红色入心"的说法。红色也叫赤色，常吃红色食物，能补血养心，去除心火。此外，常吃红色食物，有助于保护心血管健康，促进心脏血液循环，预防心悸失眠、心烦不安等症状，养心护心。

味甘，性平，在《本草纲目》中，红豆又被称作"心之谷"，是中医理论中典型的养心食物。红豆常用来煮粥或制作红豆沙，适量吃既可以清心火，还有助于补心血。

味甘，性温，补中益气、养血安神，促进血液循环，是中医养生理论认为的补血上佳之品，多用于脾虚食少、乏力便溏、妇人脏躁。

红豆

红枣

红色食物

猪心

枸杞

中医上有"以脏补脏""以形补形"的说法，常吃猪心能"以心补心"，有助于养心安神。猪心味甘、咸，性平，养心，安神，镇惊，主治惊悸怔忡、自汗失眠、神志恍惚之症。

枸杞是一种特别好的养生保健药材，味甘，性平，有养阴补血、滋补肝肾、益精明目的功效。枸杞的最佳吃法是生吃，就是将枸杞用流水冲洗干净后放在嘴里干嚼，使其中的有效成分吸收得更加充分。

吃些苦味食物，增加食欲

食物味道有酸、甜、苦、辣、咸，很多人不喜欢苦味，但是苦味对健康很有好处。中医认为，"苦入心"，心火旺盛的人，吃些苦味食物可以降心火，增加食欲。如果孕妈妈心火过旺，食欲缺乏，可以适当吃些苦瓜、苦荞麦、莲子等苦味食物。

味苦，性平，能清暑涤热、清心明目、解毒，如果经常食用的话，还可以祛除心火，增强人体的免疫功能。需要注意的是，体质虚寒的人不宜过多食用。

味甘，性平，具有补脾益肾、养心安神的作用。经常食用莲子粥，可治疗失眠、多汗、心悸、不思饮食等。尤其是莲子心，有清热、安神、强心的功效。

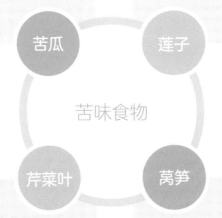

味甘、微苦，性凉，具有平肝凉血、清热利湿的功效，尤其是芹菜叶有很好的去火作用，因此在食用时不应择茎弃叶，为去掉芹菜叶的苦味，可以用开水烫一下再用。需要注意的是，芹菜叶一定要清洗干净，不要有农药残余，以免对孕妈妈和胎儿造成不良影响。

味苦、甘，性凉，具有通利小便、开胸利膈、顺气调中、清热止渴的作用。适于治疗小便不利、脾胃气滞、饮食不振、消渴多饮等病症，孕妈妈可以适当食用。莴笋可炒、可拌，炒要用大火快炒，拌要放少许盐稍腌后，挤去汁再食用。

少吃油炸、罐头食品

油炸食品一般都经过高温处理，食物中的维生素和其他营养素都受到了较大的破坏，其营养价值大打折扣，且油炸食品含脂肪太多，难以消化吸收。此外，有些油炸食品可能含有有害物质，比如油条，在制作时加入了明矾，明矾为含铝化合物，铝可以通过胎盘进入胎儿大脑，使大脑发育障碍，增加痴呆的发生率。

罐头食品在生产过程中，为使色香味美，加入了一定量的添加剂，如人工合成色素、香精、甜味剂等。另外，为延长保存期，几乎所有的罐头均加入了防腐剂，这些物质如果超过允许添加的范围，就会对人体健康产生很大的影响，也会对胎儿的生长发育有害。

孕妈妈有必要喝孕妇奶粉吗

正常情况下，只要膳食平衡、营养全面，日常饮食基本能够满足孕妈妈和胎宝宝对各类营养素的需求。但生活中，由于食量、饮食习惯等条件的限制，孕妈妈可能很难做到营养均衡。此时，喝孕妇奶粉是一个很好的选择，尤其是严重偏瘦、肠胃不好的孕妈妈更有必要。因为孕妇奶粉中几乎含有孕妈妈和胎宝宝需要的所有营养素，并且容易被人体吸收利用。

看懂食物标签，安全饮食

国家对食品包装标签的格式和内容都有严格规定。一般食品的标签都应该标有名称、配料表、净含量、生产日期等，还要标明是否使用添加剂及添加剂的使用量，不能有错字，也不能有错误的拼音或外文或民族文字，且标志要清晰。购买食品的时候要特别注意食品的生产日期和保质期，不要购买即将过期的，如果想买也要考虑一下是否能在保质期内吃完。并且孕妈妈在食品选择上要尽量选择以天然配料为主的，避免选人工配料含量较多的，还应尽量少购买有添加剂的食品。

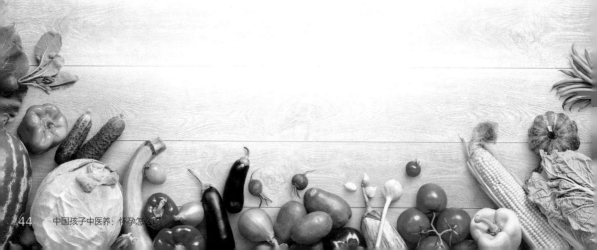

鲈鱼肉质鲜嫩，而且含有丰富的蛋白质。中医认为，鲈鱼味甘，性平，益脾胃，补肝肾，主脾虚泻痢、消化不良、水肿、筋骨萎弱、胎动不安等。

牛肉的营养价值非常高，有补中益气、滋养脾胃的作用，孕妈妈在怀孕期间食用可有效提高机体的抗病能力，有助于安胎养胎。

鸡肝味甘，性温，有补肝肾、治心腹痛、安胎止血的作用，有先兆流产者宜食之。

牛肉

鲈鱼

鸡肝

几种利于养胎保胎
的食物

阿胶

葡萄干

杜仲

阿胶味甘，性平，能滋阴补血，是中医最常用的调经、止血、安胎、保胎药，妊娠胎漏下血者食用最为适宜。古方中多用于治疗先兆流产，《金匮要略》中的胶艾汤也是以阿胶为主要成分，有滋阴养血、补阳安胎的作用。

杜仲味甘、微辛，性温，有补肝肾、强筋骨、降压、安胎、利尿、抗菌的作用，是中国民间常用的补品之一。"猪腰煲杜仲"有补养肝肾的功效，对于肾虚引起的先兆流产者颇有助益。

当葡萄变成葡萄干之后，糖和铁的含量会相对升高，因此，葡萄干是孕妈妈、儿童和体弱贫血者的滋补佳品。从中医学的角度看来，葡萄干有舒筋活血、开胃健脾、助消化等功效，适当食用可以安胎养胎。

孕妈妈一周饮食方案

	早餐	加餐	午餐	加餐	晚餐
第1天	鸡蛋三明治 豆浆	番茄甜瓜汁 核桃	米饭 猪血烧豆腐 扒白菜心 莲藕素汤	酸奶 蛋卷	大饼 香菇油菜
第2天	豆包 荞麦莲子粥	全麦面包	二米饭 莴笋炒木耳 红烧鸡块 白菜丸子汤	麦麸饼干 牛奶	圆白菜肉炒饼 花生黑米粥
第3天	爽口萝卜丝 南瓜饼	蛋糕 苹果	馒头 糖醋白菜 红烧猪蹄 什锦豆腐汤	西瓜 面包片	补血红豆饭 清炒西蓝花
第4天	虾仁鸡蛋面条	橘子 核桃	米饭 洋葱拌木耳 蘑菇炒肉	银耳莲子羹	紫薯饼 小米绿豆粥
第5天	鸡蛋 五花鲈鱼粥	香蕉	红豆饭 糖醋藕片 糖醋排骨 胡萝卜鲫鱼汤	猕猴桃	素三丝炒面 白菜猪血汤
第6天	小米发糕 牛奶	番茄汁 开心果	米饭 菠萝炒苦瓜 清蒸大虾 紫菜虾皮汤	菠萝	馅饼 青菜粥
第7天	苦瓜煎蛋 豆浆	鸡蛋羹	米饭 粉蒸排骨 蒜蓉西蓝花 冬瓜鱼丸汤	苏打饼干 酸奶	豆沙包 乌鸡莲子粥

红枣莲子粥

材料 大米 100 克，红枣、莲子各 30 克。

做法

1. 大米洗净，用清水泡 30 分钟；红枣、莲子各洗净，红枣去核，莲子去心。

2. 锅置火上，倒入适量清水以大火烧开，加入大米、红枣和莲子熬煮成粥即可。

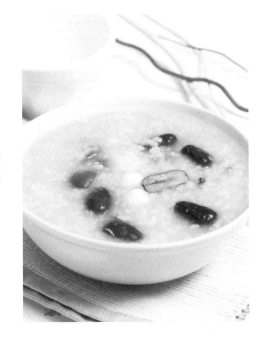

玉米红豆饭

材料 红豆、玉米碎、大米各 25 克。

做法

1. 红豆、玉米碎、大米分别淘洗干净；大米浸泡 20 分钟；玉米碎浸泡 4 个小时；红豆浸泡一晚，用蒸锅蒸熟待用。

2. 如用电饭锅，可先将浸泡好的玉米碎、红豆入锅煮开，约 15 分钟后加入大米继续焖煮；如用高压锅，可将食材一同下锅，煮至软烂即可。

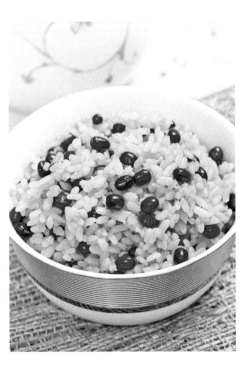

纸包鲈鱼

材料 鲈鱼1条，洋葱150克，青尖椒段、红尖椒段各20克，锡纸1片。

调料 盐5克，酱油、姜丝、姜片、蒜片各10克，白糖适量。

做法

1. 鲈鱼治净，擦干，抹盐；洋葱去老皮，洗净，切丝。

2. 平底锅倒油烧热，炒香姜片，再放入鲈鱼煎至金黄色，盛出，放到准备好的锡纸上。

3. 另起锅入油，爆香蒜片和姜丝，加洋葱、青尖椒、红尖椒翻炒，再加酱油、盐、白糖和水，炒好后浇到鲈鱼身上。

4. 锡纸封口，烤箱200℃预热，上下火烤20分钟即可。

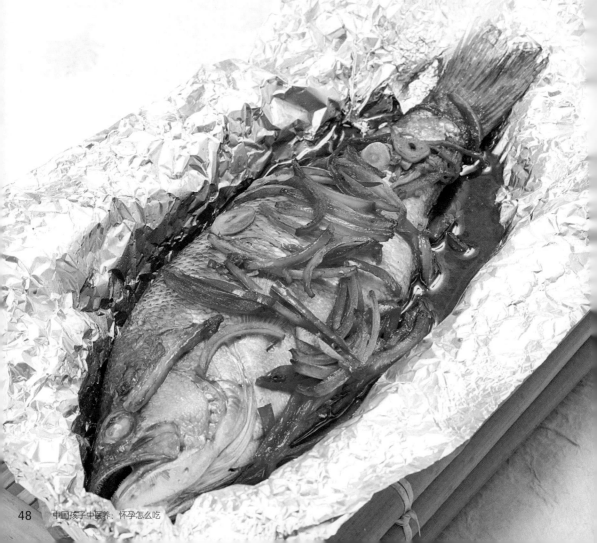

凉拌莴笋丝

材料　莴笋 400 克。

调料　醋 10 克，盐、白糖、味精、香
油各 5 克。

做法

1. 莴笋去叶，削去皮，切成细丝。

2. 将莴笋丝放入容器，加入盐、白糖、
醋、味精、香油拌匀即可。

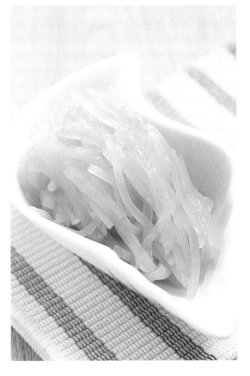

苦瓜煎蛋

材料　鸡蛋 3 个，苦瓜 100 克。

调料　葱末 5 克，盐 4 克，胡椒粉、料酒
各少许。

做法

1. 苦瓜洗净，切丁；鸡蛋打散；将二者
混匀，加葱末、盐、胡椒粉和料酒
调匀。

2. 锅置火上，倒入油烧至六成热，倒入
蛋液，煎至两面金黄即可。

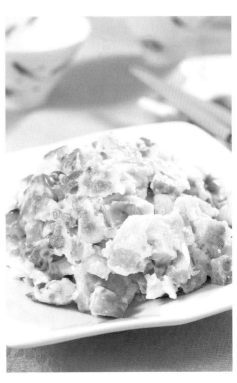

海带肉卷

材料 泡发海带 200 克，猪瘦肉馅 100 克，豆腐、鲜香菇各 50 克。

调料 盐 3 克，酱油、淀粉各 10 克，葱末、姜末、香油、香菜梗各 2 克。

做法

1. 泡发海带洗净，切大片；鲜香菇洗净，切粒；豆腐碾碎，加肉馅、葱末、姜末、香菇粒，放酱油、盐、香油调味，搅拌均匀；香菜梗稍烫。

2. 将海带铺平，铺上豆腐肉馅卷成卷，封口处用淀粉黏住，扎上烫好的香菜梗，上笼蒸熟即可。

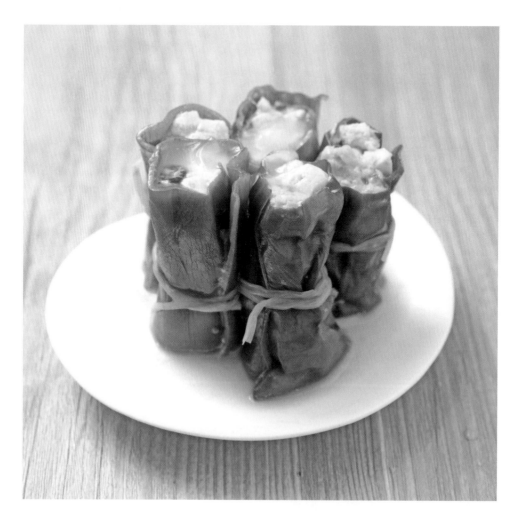

番茄炖牛腩

材料　牛腩块 400 克，番茄 250 克。

调料　料酒 15 克，葱末、姜末各 5 克，盐 4 克，酱油适量。

做法

1. 牛腩块洗净，入沸水中焯一下，捞出沥干；番茄洗净、去皮，一半切碎，另一半切块。

2. 油烧至六成热，爆香姜末，放入番茄碎，大火翻炒之后转小火熬煮成酱，再加牛腩块、酱油、料酒翻炒均匀。

3. 倒入砂锅中加水，烧开后小火炖一个小时，放番茄块、盐炖 30 分钟，撒葱末即可。

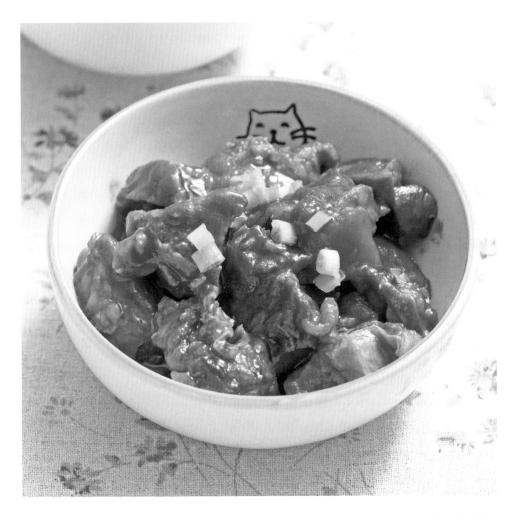

自然流产的原因有哪些

怀孕初期，特别是12周以前最容易发生自然流产，占流产比例的70%~80%。一般来说，造成自然流产的原因主要有以下几方面。

胎儿方面

精子或卵子本身缺陷，使胚胎不能正常发育；因早期受外界因素影响，使胚胎不能正常发育，以致死亡；由于胎盘绒毛异常，不能正常供应胚胎营养而致胚胎死亡。

母体方面

母体卵巢黄体功能不足，孕卵发育受限，可致胚胎死亡；孕期发生急性传染病，如流感、肺炎等，细菌毒素或病毒通过胎盘进入胎儿血内引起胎儿中毒、感染而死亡；母亲患有某些全身性疾病或代谢性疾病，都可能影响胚胎的发育；母亲有子宫发育不良、畸形、子宫肌瘤、子宫颈口松弛等问题，可致流产；母体患严重心脏病，严重贫血、高血压、肾炎等，均可危害胎儿导致流产。

谨房事，以免伤胎气

孕早期，为防止意外，孕妈妈要尽量避免房事。因为在孕早期，孕妈妈的内分泌机能发生改变，胎宝宝还处于发育阶段，特别是胎盘和孕妈妈的子宫壁连接在这个时候还不够紧密，如果进行房事，很容易使子宫受到震动，伤了胎气，造成出血、流产。

另外，需要指出的是，如果孕妈妈有自然流产史或先兆流产征象，在整个孕期都应尽量避免房事。

远离手机电脑，久视伤血

《黄帝内经》中提到的"五劳所伤"中有"久视伤血"之说，即长时间视物，会损伤人体气血，这对孕妈妈来说是极为不利的。

因此，为了孕妈妈的身体健康和胎宝宝的正常发育，孕妈妈在怀孕早期要尽量避免接触电脑和手机。如果必须使用电脑，每天不要超过 6 小时，并且每小时需要离开计算机 10 分钟左右。怀孕期间，孕妈妈每天连续使用手机最好不要超过半小时。

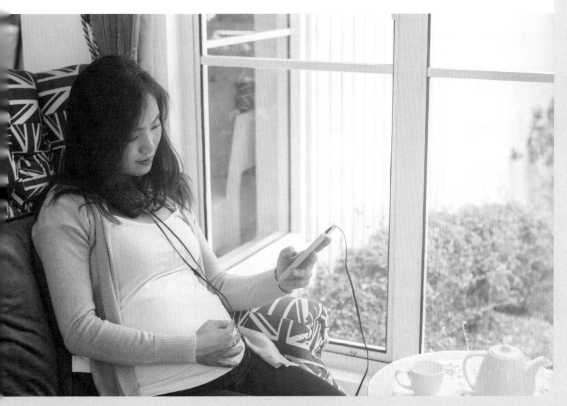

孕妈妈应尽量禁用以下化妆品

以下几种化妆品，会对孕妈妈的健康和胎儿的发育带来不利影响，孕妈妈应严格禁用。

通常含铅、汞和激素类成分，如果人体长期接触汞会造成慢性中毒，严重损害神经、消化和内分泌系统

其中的化学成分，例如二氨基甲苯、二硝基对苯二胺、胺基二硝酚等，均可引起细胞染色体的畸变，从而诱发皮肤癌、乳腺癌和胎儿畸形。

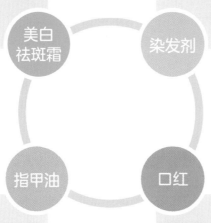

其中的有毒化学物质很容易随食物进入体内，并能通过胎盘和血液进入胎儿体内，日积月累，就会影响胎儿健康。

口红是由多种油脂、蜡质染料和香料等成分组成的。口红容易随着唾液进入人体内，使孕妈妈腹中的胎儿受害。

正确的音乐胎教法

在胎教音乐的选择上，孕妈妈应该以能给自己带来好心情，能安抚焦躁情绪，有助于身心放松的积极向上的音乐为好，一般建议听一些委婉柔美、轻松活泼、充满诗情画意的乐曲。孕妈妈在听音乐的时候，音量不要太大，一般正常说话的音量差不多就可以，大约是 60 分贝。孕妈妈也不要离发声源太近，应离开 1~2 米以上。姿势最好取半坐姿势，或者靠在沙发上，尽量不要平躺，以免胎儿活动不方便。

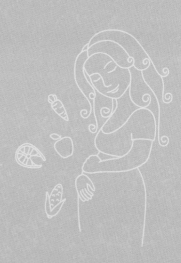

第四章

孕4月
通三焦促发育

怀孕第 4 个月，胎儿的血脉贯通了。传统医学认为，此时对于母体，是手少阳三焦经在滋养胎儿。三焦是人体气血上下贯通的通道，女性子宫处于三焦中的下焦，随着宝宝的长大，逐渐增大的子宫很容易压迫到下焦，出现腰酸、腹胀等情况，孕妈妈要注意预防。

孕妈妈的身体变化

孕 4 月时，孕妈妈的早孕反应逐渐消失，食欲开始增加，体重也开始增加，身材变得丰满。子宫如小孩头部一般大小，已经能从外表略微看出"大肚子"的情形。这个阶段，胎盘已经形成，流产的可能性减少许多，怀孕进入了安定期。皮肤因为激素的影响偶尔感到刺痒，但不会带来其他的损害，所以不必担心。

胎儿的发育情况

4 个月的胎宝宝身长 12~16 厘米，体重 120~150 克，有芒果那么大，脸上出现了毫毛，头发开始生长；眼球开始运动，能够感受到光线的强弱了，但依旧是紧闭的；脊柱已长成，皮肤逐渐变厚而不再透明。手脚继续发育，且胳膊的发育速度超过腿部，灵活性也优于腿部，手指甲也完整地形成了，手指和脚趾的纹印开始形成。由于胎盘长出，改善了母体供给胎宝宝营养的方式，胎宝宝的成长速度加快。

吃些性稍凉的食物，调节阴阳平衡

中医看来，孕妈妈是处于阴虚状态的。人体内要阴阳平衡才能健康，阴虚就是阴液少了，阳气就会特别旺盛。而胎儿在母腹中是阳物，属热性，会加剧母体的阳盛，因此在饮食上，孕妈妈不妨吃一些性稍凉的食物，以调节阴阳平衡，使气血充盈，这样才能为宝宝提供良好的生长环境，使宝宝形成平和体质，更加健康。

一般来说，性凉的食物主要包括：大米、荞麦、玉米、白萝卜、冬瓜、蘑菇、芹菜、莴笋、油菜、橙子、苹果等。

吃些有助于补肾的食物

子宫位于三焦中的下焦，随着胎宝宝的不断长大，逐渐增大的子宫很容易压迫下焦，引起肾虚，所以很多孕妈妈都会感到腰酸或腹胀，可以适当吃些有补肾功效的食物，如猪肾、黑豆、鸡蛋、海参、墨鱼、虾等。

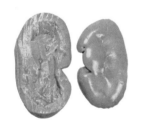

猪肾　味咸，性平，具有补肾益阳、固精益气、通利膀胱等作用，适用于肾虚劳损、阴阳俱亏所致的腰膝酸软、脚足萎弱、头晕等症。

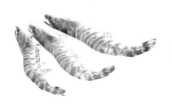

虾　味甘，性温，可以补肾壮阳、养血固精、通乳抗毒，适用于肾虚、筋骨疼痛、神经衰弱等症。此外，虾的蛋白质属于优质蛋白质，并且含有丰富的矿物质，很适合胎儿发育的需要。

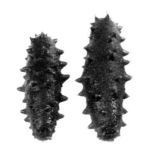

海参　海参同人参、燕窝、鱼翅齐名，是世界八大珍品之一。海参不仅是珍贵的食品，也是名贵的药材。据《本草纲目拾遗》记载：海参，味甘、咸，补肾，益精髓，摄小便。此外，海参富含58种天然活性营养，所含的丰富蛋白质是生命的物质基础，是胎儿细胞分化、器官形成的最基本元素。

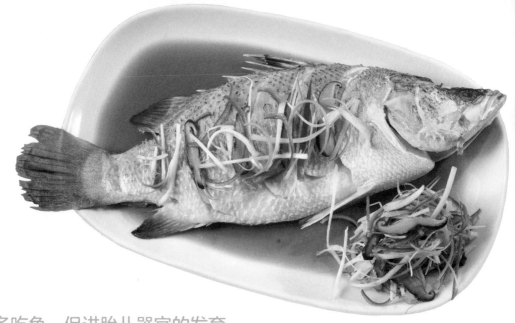

多吃鱼，促进胎儿器官的发育

鱼肉不仅营养丰富，而且脂肪少，吃起来细致嫩滑，容易消化，孕妈妈常吃鱼好处多。中医理论认为，鱼有很好的滋补作用，比如常吃的鲫鱼具有健脾和胃、利水消肿、通血脉的作用，是脾胃虚弱、食欲缺乏、水肿、胃痛等患者的食疗佳品。黑鱼味甘，性寒，具有补脾利水、调补阴阳等功能，能活血通络，有助于治疗孕期水肿、疮疖等。孕妈妈吃墨鱼有滋肝肾、补气血、清胃去热等功能，能养血、明目、通经、安胎、利产、止血、催乳等。

> **小贴士**
>
> 孕妈妈吃鱼要煮熟煮透了吃，不建议吃未熟透的鱼或生鱼片，以防鱼肉内有没被杀死的寄生虫影响胎儿健康。

现代医学研究发现，鱼类含有丰富的蛋白质、不饱和脂肪酸、卵磷脂和多种矿物质元素，这些都是胎宝宝发育所必需的。此外，鱼中含有丰富的牛磺酸，它能够直接影响脑细胞的增殖和成熟，对促进大脑发育有非常重要的作用。因此，孕妈妈不妨适当多吃鱼。

进食不宜狼吞虎咽

历代养生学家都提倡吃饭要细嚼慢咽，"食物有三化，一火化，烂煮也；一口化，细嚼也；一腹化，入胃自化也"。如果我们不好好"口化（咀嚼）"，就只能依赖于胃的"自化"了，这就会增加胃的负担。而细嚼慢咽能将食物研磨得更碎，有利于食物与消化液充分接触，使食物更易于消化。

另外，吃得过快、食物嚼得不精细，不能使食物与消化液充分接触，导致相当一部分食物中的营养成分不能被人体吸收，这就降低了食物的营养价值。因此，为了充分吸收营养，保证自身和胎宝宝的营养需要，孕妈妈进食切忌狼吞虎咽。

服用人参滋补要谨慎

人参属于温补药，有大补元气、复脉固脱、补脾益肺、生津、安神等功效，主治劳伤虚损、食少、倦怠、反胃吐食、大便滑泄、虚咳喘促、惊悸、健忘、眩晕头痛等症。若在怀孕初期使用，有安胎的效果，但人参适合体质较虚弱的孕妈妈食用。怀孕初期，母体各系统因怀孕而发生了相应的变化，机体抵抗力下降，容易发生感冒、泌尿系统感染等。此时适当地进补一些人参，可提高孕妈妈的自身免疫力。但是建议孕妈妈要在医生的指导下服用人参。

> **小贴士**
>
> 服用人参后若出现失眠、胸闷、憋气、腹胀、玫瑰疹、瘙痒和鼻出血等症状时，应立即停服，以免引起更严重的后果。

尽量少吃火锅

中医理论认为，养胎的要旨是清润，即怀孕期间不宜食过热或过腻的食物，以防胎儿染上胎毒，避免婴儿出生后口舌生疮或长疖疮痈疽。现代医学研究发现，羊肉、牛肉、海鲜、鱼类等都可能含有弓形虫的幼虫以及畜禽的寄生虫，而火锅短暂的加热不能杀死幼虫，孕妈妈进食后可能造成感染，进而累及胎宝宝，严重者导致流产、死胎、脑积水、无脑儿等。因此，孕妈妈应尽量少吃火锅，如果要吃也应注意以清汤底为佳，避免摄取过多的脂肪，导致出现身体超重现象。宜多吃菜心、芥蓝、金针菇或鲜冬菇等蔬菜。

> **小贴士**
>
> 孕妈妈应尽量避免用同一双筷子取生食物及进食，这样容易将生食上沾染的细菌或寄生虫带进肚里，造成腹泻或其他疾病。

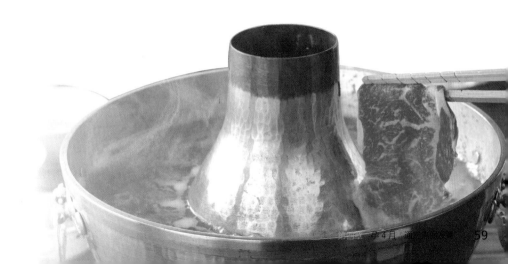

孕妈妈一周饮食方案

	早餐	加餐	午餐	加餐	晚餐
第1天	水煮鸡蛋 冬瓜红枣粥	牛奶 蛋糕	米饭 番茄炒玉米粒 肉末芹菜 紫菜蛋花汤	苹果	猪肝青菜面
第2天	黑米馒头 燕麦粥	全麦面包 酸奶	二米饭 油菜扒金针菇 凉拌西红柿 黄瓜肉丸汤	核桃 香蕉	干煸四季豆 三鲜馄饨
第3天	蔬菜三明治 水煮鸡蛋	胡萝卜橙汁 饼干	米饭 红烧茄子 鱼香肉丝 虾皮冬瓜汤	银耳红枣羹	红糖发糕 虾仁燕麦粥
第4天	玉米面发糕 牛奶	猕猴桃沙拉	红薯饭 银鱼笋丝羹 虾仁炒韭菜 冬瓜排骨汤	黑芝麻汤圆	拌金针菇 牛肉面
第5天	牛肉馅饼 豆浆	牛奶 橘子	米饭 拔丝苹果 葱烧海参 猪血豆腐汤	蛋糕 鲜榨果汁	肉包子 韭菜炒鸡蛋
第6天	面包片 鸡蛋羹	粗粮饼干 酸奶	米饭 胡萝卜炒木耳 黄瓜炒肉片 海参鸭肉汤	果仁麦片粥	玉米馒头 彩椒炒肉丝
第7天	小笼包 紫薯粥	果仁面包	米饭 黄花菜炒猪腰 海带炒豆干 青菜豆腐汤	水果酸奶沙拉	大饼 山药红枣粥 肉末圆白菜

玉米面发糕

材料 玉米面 300 克，红枣数枚。

调料 酵母、白砂糖、小苏打各适量。

做法

1. 将玉米面放入盆内，加酵母和适量温水，拌和均匀静置发酵。

2. 待面发酵好后，放入糖、小苏打揉匀，稍饧一会儿。

3. 将笼屉内铺上湿屉布，将饧好的玉米面倒入屉内，铺平，嵌入红枣，大火蒸约 15 分钟。

4. 将蒸好的发糕放案板上，晾凉，切成 6 厘米见方的块，即可食用。

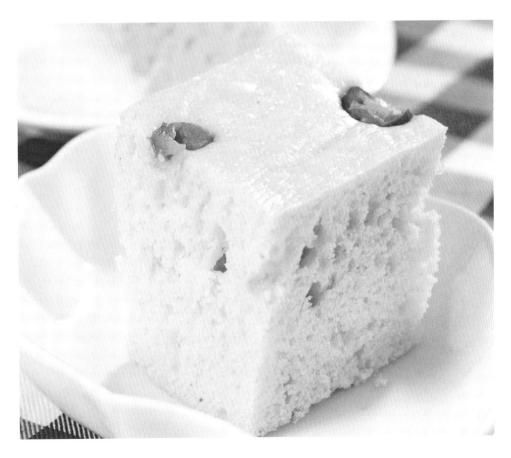

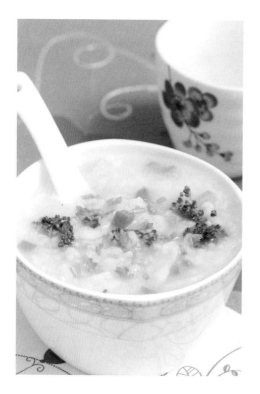

田园蔬菜粥

材料 大米 100 克，西蓝花、胡萝卜、
蘑菇各 40 克。

调料 盐 1 克，肉汤 500 克。

做法

1. 西蓝花洗净，掰成小朵；胡萝卜洗
净，去皮，切丁；蘑菇去蒂洗净，切
片；大米淘洗干净。

2. 锅置火上，倒入肉汤和适量清水，大
火烧开，加大米煮沸，转小火煮 20
分钟，下入胡萝卜丁、蘑菇片煮至熟
烂，倒入西蓝花煮 3 分钟，再加盐调
味即可。

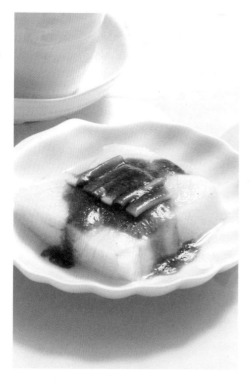

清蒸鳕鱼

材料 鳕鱼块 500 克。

调料 葱段、花椒粉、盐、料酒、酱
油、水淀粉各适量。

做法

1. 鳕鱼块洗净，加盐、花椒粉、料酒抓
匀，腌渍 20 分钟。

2. 取盘，放入鳕鱼块，送入烧沸的蒸锅
蒸 15 分钟，取出。

3. 锅置火上，倒入适量油烧至七成热，
加酱油、葱段炒出香味，淋入蒸鳕鱼
的原汤，用水淀粉勾芡，淋在鳕鱼块
上即可。

红油腰片

材料 猪腰 250 克，莴笋 100 克。

调料 辣椒油、酱油各 10 克，蒜末、葱末、姜末各 5 克，白糖、盐各 3 克。

做法

1. 猪腰剥去薄膜，剖开，去腰臊，切片，浸泡 10 分钟，焯熟，捞出沥干；莴笋去皮和叶，留茎，切薄片，焯熟，捞出沥干；辣椒油、酱油、蒜末、葱末、姜末、白糖、盐置于同一碗内，做成调味汁。
2. 将猪腰片、莴笋片和调味汁放盘内，拌匀即可。

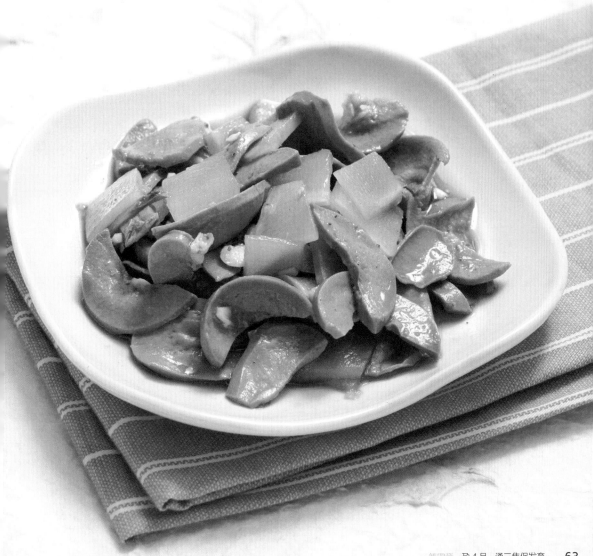

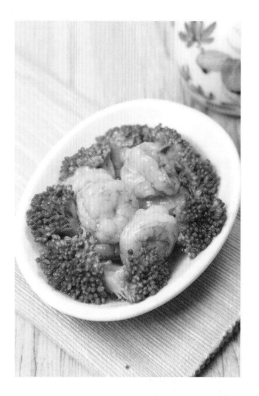

虾仁蒸西蓝花

材料 西蓝花 250 克，虾仁 150 克。

调料 盐、鸡精、蚝油、水淀粉各适量。

做法

1. 西蓝花洗净，撕小朵，在盘子周围摆上一圈。

2. 虾仁清理干净，倒入西蓝花中间。

3. 将盘子放蒸锅中，盖上锅盖，水烧开后蒸 10 分钟左右取出。

4. 取一小锅，将水、盐、鸡精、蚝油煮沸，倒入适量清水和水淀粉，快速搅拌，至汤汁浓稠时关火。将芡汁浇于西蓝花表面即可。

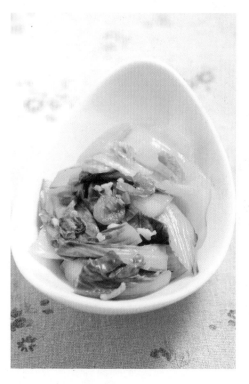

海米油菜

材料 油菜 200 克，海米 30 克。

调料 盐、葱花、鸡精各适量。

做法

1. 油菜洗净，切成 3 厘米长的段；海米用温水泡发洗净。

2. 将油菜放入沸水中焯一下，捞入冷水中过凉，挤净水分，备用。

3. 炒锅内放油烧热，放入葱花炒香，加入海米翻炒至其变色，调入盐、鸡精，放入油菜翻炒熟透即可。

海参竹荪汤

材料 海参 50 克，红枣、银耳各 20 克，竹荪、净枸杞子各 10 克。

调料 盐适量。

做法

1. 海参、竹荪入清水中泡发洗净，切丝；红枣去核，洗净，浸泡；银耳泡发，去蒂，洗净，撕成小朵。

2. 锅中倒入适量清水，放入银耳、海参丝，大火煮沸后改小火煮约 20 分钟，加入枸杞子、红枣、竹荪丝煮约 10 分钟，加盐调味即可。

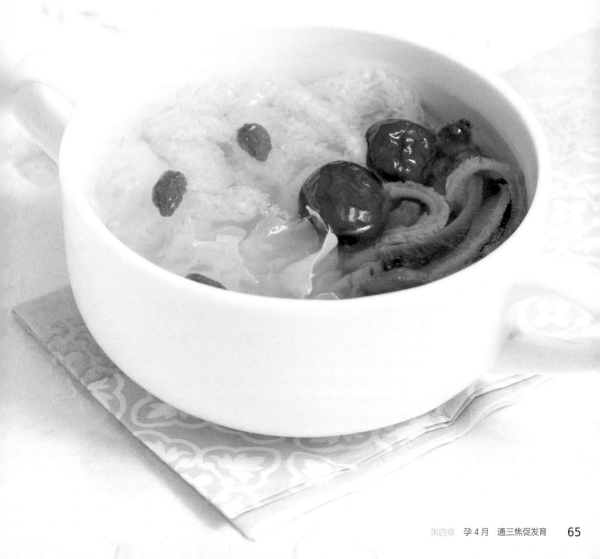

劳逸得当利气血调和

《产孕集》提出："不可过逸，逸则气滞；不可过劳，劳则气衰。"指出孕妈妈应劳逸适度，适当运动有利于血气运行，有利于胎儿发育，亦有利于母亲顺利分娩。过劳则动气伤血，过逸则气滞血瘀，皆不利于胎儿发展及母体健康。在不同的妊娠时期，劳逸安排亦有所不同。

妊娠中期，不可过于安逸，应做一定体力劳动及运动，如太极拳、气功等，有利于消化与睡眠，以精神不疲为度。但应避免剧烈运动如骑马、骑自行车等。妊娠后期，应以逸为主，但不宜久卧贪睡，以散步等轻闲活动为主，以待生产。

怀了双胞胎，安胎更谨慎

注意营养补充。双胞胎宝宝需要的营养更多，所以孕妈妈需要补充更多的热量、蛋白质、矿物质、维生素等。一般不提倡大补，如果需要进补最好在医生指导下进行。

定期检查。由于双胞胎畸形的概率比单胎高，而且出现流产、早产、难产、产后出血的概率也高，所以要重视检查，家人要做好监护。

双胞胎中如果有一胎停止发育，不要马上终止妊娠，因为另一胎可以照常发育，停育的一胎在分娩时会一起娩出，如果怀孕周数太大，很可能会早产。

选择宽松、质地柔软的衣物

怀孕期间，孕妈妈应当选择质地柔软、透气性强、易吸汗、性能好的衣料，因为怀孕期间皮肤非常敏感，如果经常接触人造纤维的面料，容易引起过敏。孕妈妈着装应以宽松为原则，尤其胸、腹部、袖口处要宽松，这样会使孕妈妈感到舒适。另外，怀孕期间孕妈妈的体型变化较大，因此衣服的尺码应该比目前的尺码大一些。

孕妈妈着装要留意不让腹部和腰腿受寒，衣着要轻而暖，最好选用保暖性能好的毛料，也可以选择轻便柔软的羽绒服。

脚部保健不可忽视

脚被称为人体的第二心脏，怀孕后会加重脚的负担，足底痛时有发生，所以要重视脚部的保健。泡脚能缓解脚部疲劳，一般来说，每日临睡前泡脚20分钟为佳，最好不要超过半个小时，洗脚时的水温不宜太高，自我感觉舒适即可。但不宜用中草药泡脚，孕妈妈使用中草药，不论外用还是内服都要慎重。

牙龈出血怎么办

孕妈妈需要经常漱口、勤刷牙，注意口腔卫生。平时吃完东西后要及时漱口，可用清水，也可用淡盐水或2%的小苏打水。刷牙时孕妈妈可选用软毛质地的儿童牙刷，以减少对牙龈的刺激。牙膏每次的用量也不要太多，一般占到刷头1/3或1/4即可。牙膏清洁牙齿前不要沾水，否则会降低牙膏的清洁作用。刷牙时宜采用竖刷刷牙法，动作不要过猛。

抚摸胎教，积极与宝宝交流

研究显示，婴儿如果很少被触摸、爱抚，则很容易出现心理疾患，并且生长、发育迟缓。怀孕4个月左右就能进行抚摸胎教，最好定时，每次5~10分钟左右，抚摩胎教一直可以进行到妊娠结束。方法是用手在孕妈妈的腹壁上轻轻地抚摩胎儿，胎儿可以感受抚摩的刺激，以促进胎儿循环系统、神经系统的发育。抚摩顺序由头部开始，然后沿背部到臀部至肢体，要轻柔有序，并体会每次胎儿的反应。

冥想可以愉悦身心

冥想胎教可以帮助孕妈妈保持良好的心态、愉悦的心情，这有利于促进胎宝宝神经系统的发育。做冥想胎教，最好固定一个时间，黎明和黄昏最适合。然后固定一个幽静的环境，稳定地坐下来，头、颈、背舒展挺直，手臂以舒服为准，自然放置，开始冥想。冥想的内容主要集中在胎宝宝身上，可以想象胎宝宝在子宫里是什么样子、正在做什么、拥有什么性格、什么模样等。这样的冥想可能激发胎宝宝的潜意识，并按照孕妈妈冥想的样子塑造自己。

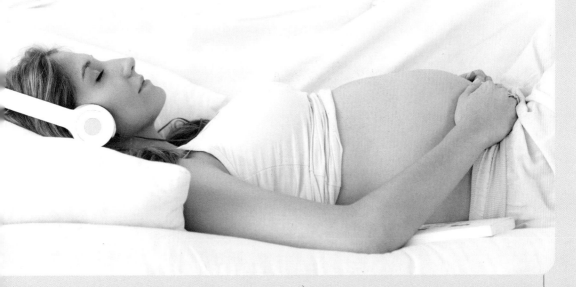

开始做做孕妇体操

骨盆运动
左侧卧位，双腿弯曲。左手掌支撑头部，右手搭在右膝上。右侧腿慢慢向上抬起，抬至略高于肩部之后，慢慢落回原位。左右反复各10次。这项运动能放松骨盆的关节与肌肉，使其柔韧，利于顺产。

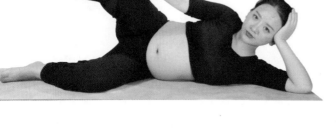

盘腿坐
在床上盘腿坐好，两足底相对。背部挺直，正视前方，两手放在膝盖上。每呼吸一次，双手将膝盖向下轻压，反复进行。这项运动可伸展骨盆底肌肉群，促进胎宝宝顺利通过产道。

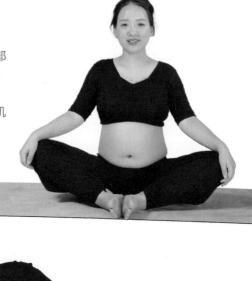

腹肌运动
平躺在床上，两腿自然分开。单腿曲起、伸展，左右反复各10次。双膝曲起，单腿上抬，放下，左右反复各10次。

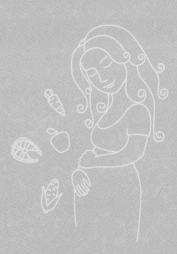

第五章

孕5月
补脾助吸收

怀孕第5个月，为足太阴脾经主养。脾主运化，脾虚弱则运化失常，容易造成营养不良，或者水液失于布散而生湿酿痰，或者出现失血等情况。因此，孕妈妈要注意补养脾胃，尤其是怀孕前饮食不节、劳逸失调的孕妈妈，更要预防脾胃虚弱。

孕妈妈的身体变化

孕5月，孕妈妈恶心、呕吐等早孕反应会完全消失，食欲依然不减，身心处于安定时期。此时子宫如成人头般大小，子宫底的高度位于耻骨上方15~18厘米处。随着胎宝宝慢慢增大，子宫两边的韧带和骨盆也在生长变化，孕妈妈偶尔会感觉到腹部某一侧有轻微的疼痛感，这是正常现象。孕妈妈在外形上开始显得更丰满，乳房比以前膨胀得更为显著，臀部也因脂肪的增多而显得浑圆。这个月孕妈妈还可以感觉到微微的胎动，但刚开始不太明显。

胎儿的发育情况

孕5月，胎宝宝身长18~27厘米，体重250~300克。头约占身长的三分之一，鼻和口的外形逐渐明显，而且开始长出头发与指甲。由于皮下脂肪开始沉积，皮肤变成半透明，但皮下血管仍清晰可见；骨骼和肌肉也越来越结实，胳膊、腿的活动也越来越活跃。心脏搏动更加有力，可以明显听到胎心的活动。胎宝宝的味觉、嗅觉、触觉、视觉和听觉也不断地发育。在这个月里，胎宝宝的生殖器已经非常明显了，女宝宝的阴道、子宫、输卵管都已经各就各位，男宝宝的生殖器外形已经清晰可见。

多吃黄色食物，补脾养胎

中医理论认为，"脾胃为后天之本，气血生化之源"，脾负责将人体所需营养吸收转运，并散布到全身。在中医理论中，黄色在五行中属土，对应人体的脾脏及胃，可以保护脾胃的健康。所以，孕妈妈养脾安胎可以多吃点黄色食物。

胡萝卜

味甘，性平，是健胃的"小人参"，有下气补中、健胃消食、利脾膈、润肠胃，安五脏的功效，对于消化不良、饱闷气胀、咳嗽等有较好的疗效。《本草纲目》中记载：胡萝卜"下气补中，利胸膈肠胃，安五脏，令人健食"。

玉米

味甘，性平，能调中健脾，除湿，利尿。当孕妈妈有食欲缺乏、小便不利或水肿等症状时，可以吃一些玉米。玉米可煮汤代茶饮，也可粉碎后制成玉米饼、玉米粥等。

黄豆

味甘，性平，有补脾利湿、益气补虚、清热解毒的功效，用于脾虚气弱、消瘦少食，或贫血、营养不良之症。豆腐、豆浆、豆芽等豆制品具有宽中益气、和脾胃、消胀满的作用。

南瓜

味甘，性温，有补中益气、消炎止痛、解毒杀虫的功效，对脾胃虚弱、少食、腹胀有很好的食疗效果。不过，南瓜中含有较多的糖分，胃热者、气滞湿热内蕴者不宜多食，以免腹胀。

小米

小米是五谷之首，味甘，性平，具有补气健脾、消积止泻、益肾气、补虚损、利尿消肿的作用，主治脾虚所致的久泻、消化不良及积食腹痛等症。医药大家孙思邈曾说过："稷米脾之谷也，脾病宜食之。""稷米"，是指黄色的小米类谷物。孕妈妈常喝些小米粥，既有利于健脾养胃、滋阴补血，又有益于胎儿的生长发育。

"腻" 食易伤脾，孕妈妈要少吃

中医认为，膏粱厚味是致病之源，过食容易伤脾胃，导致运化失调，痰湿内生，出现消化不良、肥胖、腹泻等脾虚症状。所谓膏粱厚味，最常见的就是油腻、甜腻、黏腻的食物。油腻是指高脂肪的肉食及油炸食品，甜腻是指高热量的甜食，黏腻是指年糕类的黏食。

油炸食品、肥肉等油腻之物，油脂多，难以消化，多吃会加重脾胃负担，如果孕妈妈大量地进食油炸食物，就会导致脾虚，进而出现反胃、腹泻等症。

适量吃点甜食能提供能量，帮助消化吸收，但是过量吃蛋糕、点心、冰激凌、年糕、粽子等甜腻、黏腻之物也会伤脾，影响脾胃的正常运转，导致打嗝、胀气、腹泻、食欲缺乏等症状。

因此，孕妈妈在饮食上一定要注意少吃 "腻" 食，尤其是脾胃虚弱的孕妈妈。

脾虚孕妈妈少吃酸性食物

五味适量对五脏有补益作用，过量则会打乱人体平衡，对脏器造成损伤。其中，过酸会伤脾。一方面，酸属阴性，酸性收敛、向下，与脾主升清的功能相反，所以过食酸味对脾是不利的；另一方面，中医讲 "酸入肝" "酸生肝"，而肝过旺，会克伐脾土，也就是说吃过多的酸味食物会引起肝气偏胜，克犯脾胃，导致脾胃功能失调。

"多食酸，而肉胝皱而唇揭"，脾主肌肉及四肢，开窍于口，其华在唇，因此，有消化不良、饭后胃胀、大便溏稀等脾虚症状的孕妈妈，要注意少吃酸食，比如青梅、山楂、柠檬、苹果、石榴、醋等。

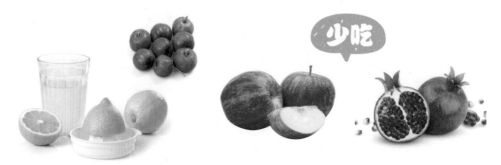

荤素搭配，控制体重

在孕期，胎宝宝生长发育迅速，需要的营养也更多，孕妈妈时常会感觉到饥饿，这是正常的生理反应。不过孕妈妈在此期间需要加以控制，不能大鱼大肉地放开了吃，否则很容易导致体重增长过快，体重增长过快容易引发妊娠并发症，导致巨大儿，增加分娩难度等。

因此，孕妈妈需要做到饮食多样化，荤素搭配，食物的种类要丰富多样，可以多吃一些粗粮，如玉米、番薯都适合孕妈妈食用。如此才能维持身体所需的营养，为胎儿提供一个良好的生长环境。

羊肉是孕妈妈的补虚佳品

羊肉肉质细嫩，味道鲜美，含有丰富的营养，冬季食用羊肉，可收到进补和防寒的双重效果。中医学认为，羊肉能助元阳，补精血，疗肺虚，益劳损，对一般风寒咳嗽、慢性气管炎、虚寒哮喘、腹部冷痛、体虚怕冷、腰膝酸软、面黄肌瘦、气血两亏、病后或产后身体虚亏等一切虚损状态均有治疗和补益效果。羊肉还容易被消化，能提高身体素质和抗疾病能力。

因此，羊肉对孕妈妈是有利的，尤其适合体质稍弱的孕妈妈食用。但是，羊肉性热，孕妈妈不要一次吃太多，否则会上火。

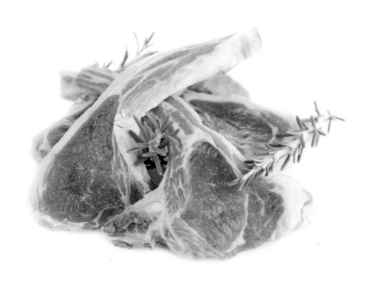

孕妈妈一周饮食方案

	早餐	加餐	午餐	加餐	晚餐
第1天	紫薯饼 芜菁羊肉粥	苹果沙拉	米饭 醋熘白菜	全麦面包	蛋炒饭
第2天	馅饼 甜豆浆	芝麻红薯饼 牛奶	二米饭 海带拌土豆丝 黄豆猪骨汤	鸡蛋羹 苹果	牛奶馒头 海带瘦肉粥
第3天	杏仁南瓜饼 牛奶	菠萝芹菜汁	米饭 红烧带鱼 蒜蓉空心菜 豆腐蘑菇汤	牛奶荷包蛋	山药鸡蛋面 拌三丝
第4天	煮鸡蛋 牛奶	洋葱鱼蛋饼	米饭 西蓝花炒虾仁 番茄烧牛肉 莴笋鲫鱼汤	芝麻榛仁饼 牛奶	玉米发糕 小米绿豆粥
第5天	红糖发糕 胡萝卜豆浆	橘子 牛奶花生粥	米饭 什锦鲜蔬 糖醋排骨 花生猪蹄汤	芝麻红薯饼 香蕉	鸡蛋挂面 拍黄瓜
第6天	南瓜馒头 八宝粥	酸奶草莓露	馒头 西葫芦炒鸡蛋 香煎鲫鱼 南瓜胡萝卜汤	豆沙包	肉饼 冬瓜菠菜羹
第7天	三鲜馄饨 煮鸡蛋	芝麻糊 苹果	米饭 西芹百合 土豆煎蛋饼 黑芝麻猪肉汤	老婆饼 牛奶	豆沙包 山药红枣粥

南瓜馒头

材料 南瓜 200 克，面粉 400 克。

调料 酵母粉适量。

做法

1. 南瓜去皮、洗净，切成块，入蒸锅中蒸熟，取出捣成泥。

2. 面粉中加适量酵母粉、清水、南瓜泥，反复揉成面团，盖上湿布，放在温暖处饧发。

3. 将饧发好的面团揉透，制成馒头剂子，入蒸锅中蒸熟，切成片即可食用。

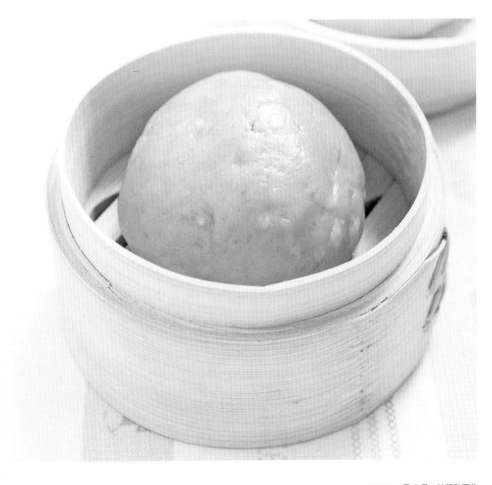

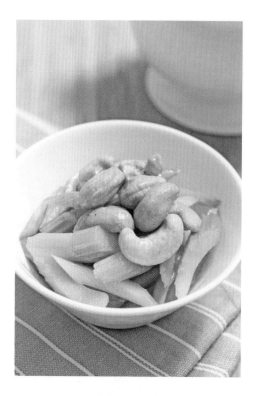

西芹腰果

材料 西芹 250 克，腰果 40 克。

调料 盐 2 克，葱花、姜丝各 5 克。

做法

1. 油锅烧至四成热，放入腰果，炒至微微变黄，捞出、沥油、晾凉后备用；西芹择洗干净，切段。

2. 油锅烧至六成热，放入葱花、姜丝，炒出香味后捞出，快速放入西芹段、腰果、盐，略微翻炒，快速出锅装盘。

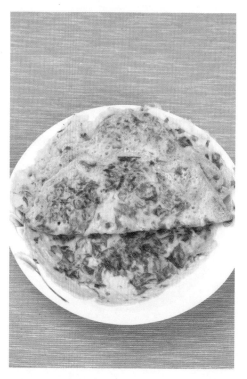

香煎紫菜饼

材料 面粉 100 克，鸡蛋 2 个，紫菜适量。

调料 盐少许，葱花适量。

做法

1. 紫菜撕碎；面粉放碗中，磕入 2 个鸡蛋，放入盐、紫菜和葱花，加少许清水调成糊。

2. 锅中放少许底油，倒入面糊，慢慢晃动锅体使其成一个圆形饼状，两面煎至色泽金黄即可。

胡萝卜豆浆

材料 胡萝卜 100 克，黄豆 40 克。

调料 柠檬汁、蜂蜜各适量。

做法

1. 黄豆洗净，浸泡一晚。

2. 将胡萝卜洗净，切片。

3. 把胡萝卜与黄豆一起放入榨汁机中，加适量水榨取汁。

4. 将汁煮沸后用小火再煮 3~5 分钟，倒入杯中，加入柠檬汁及蜂蜜搅匀即成。

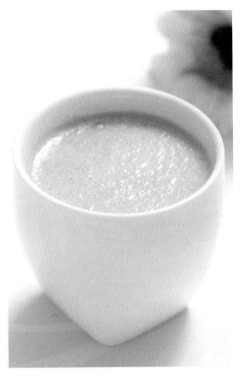

菠萝芹菜汁

材料 菠萝 100 克，芹菜 50 克，苹果 1/2 个，香菜 30 克，柠檬 1/6 个。

调料 蜂蜜适量。

做法

1. 将菠萝、苹果去皮，洗净，切块；柠檬去皮切片。

2. 将苹果、菠萝、柠檬一起加入到全自动果汁机中，加入适量凉开水，榨成鲜汁。

3. 芹菜、香菜择洗干净，切小段，放入打好的鲜汁中一起打成果蔬汁，加入蜂蜜调味即可。

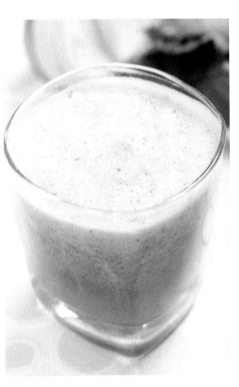

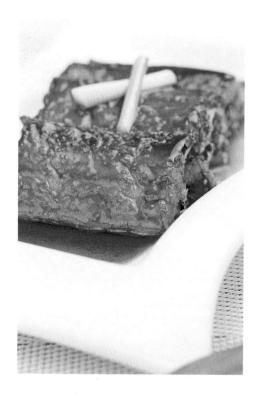

红烧带鱼

材料　带鱼 400 克，竹笋 25 克。

调料　香葱、姜、蒜、酱油、料酒、醋、盐各适量。

做法

1. 将葱、姜、蒜洗净切片，将竹笋洗净切片，将带鱼处理干净，切段。

2. 将炒锅置火上，倒油烧热，把鱼段炸至两面呈浅黄色时捞出。

3. 锅内留少许油，放入葱、姜、蒜、竹笋稍炒，放入带鱼、料酒、酱油、醋、盐，烧沸后转小火慢烧。

4. 待鱼烧透后捞出放入盘内，大火收汁，把稠汁浇在鱼上即可。

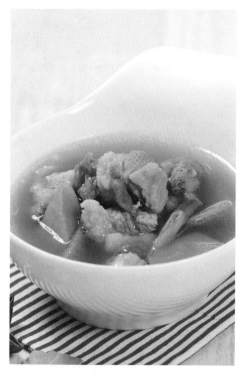

羊肉炖胡萝卜

材料　羊肉块 150 克，胡萝卜 200 克。

调料　枸杞子、料酒、大料、花椒、桂皮、小茴香、酱油、香叶、葱段、姜片、盐各适量。

做法

1. 羊肉块洗净；胡萝卜洗净，切大块；大料、花椒、桂皮、小茴香、香叶放入调料钢球中。

2. 羊肉冷水下锅，烧开后撇净血沫，下葱段、姜片、调味料钢球、料酒、酱油，大火烧开后，加胡萝卜块、枸杞子转小火慢炖 1 个小时，加盐调味即可。

葱爆羊肉

材料　羊肉 300 克，葱段 150 克。

调料　酱油、料酒各 10 克，蒜片、醋各 5 克，香油、水淀粉、胡椒粉各适量。

做法

1. 羊肉洗净，切片；取少许酱油、料酒、水淀粉、胡椒粉，与羊肉片拌匀腌渍 15 分钟。

2. 油烧热，爆香蒜片，放入羊肉片大火翻炒 10 秒钟后入葱段，稍翻炒后沿着锅边淋下料酒烹香，然后加酱油翻炒，再沿锅边淋醋，滴香油，炒拌均匀，至大葱断生即可。

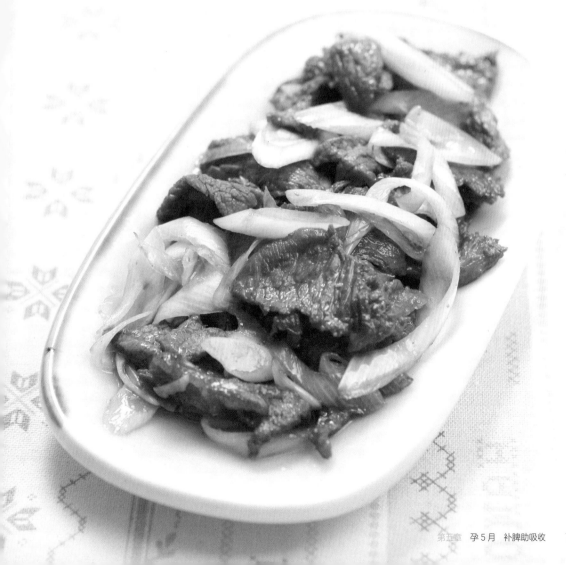

不宜久坐，以免伤骨

不少孕妈妈担心过量运动会伤害胎宝宝，所以宁愿在工作时长时间地坐着。这样的确会让身体的活动量减少，但长期久坐会影响全身的血液循环，而且孕妈妈在怀孕期血液黏度较高，不运动的时候，血流量也会减少。同时，骨盆受压迫使子宫血液循环不畅，让母体受到伤害而影响胎宝宝健康。因此，孕妈妈应该注意随时活动，尤其是怀孕晚期的孕妈妈更应注意提高每日的活动量。

孕妈妈早卧晚起无劳倦

很多人在怀孕以后，疲惫感严重，需要足够的休息，所以在生活起居上要早卧晚起，就是晚上早一点睡，早上晚一点起。因为只有睡眠最能养气血和恢复体力，妈妈气血足，宝宝才能更多地吸取营养。但是也不能睡的太多，要做好运动，对日后生产也会有很多的帮助，因此建议孕妈妈不要经常在床上躺着。

宜选择正确的睡姿

孕妈妈的正确睡姿是左侧卧。因为心脏在左边，所以正常人睡觉时选择右侧卧是最好的睡姿，这样可以减少对心脏的压迫。但孕妈妈恰好相反，因为随着怀孕时间的变化，子宫不断增大，甚至占据了整个腹腔，这样会使临近的组织器官受到挤压，子宫不同程度地向右旋转，从而使保护子宫的韧带和系膜处于紧张状态，系膜中给子宫提供营养的血管也受到牵拉，会影响胎宝宝的氧供给，若此时再选择右侧卧位，容易使胎宝宝慢性缺氧。

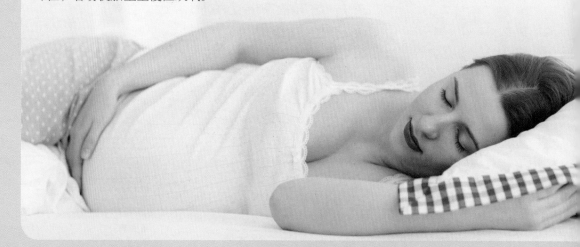

孕妈妈最好别睡太软的床

一些孕妈妈在怀孕中期会出现严重的腰酸背痛，除了与腹部逐渐增大压迫腰椎有关外，还与长期久坐久卧造成的神经压迫有关。睡觉时，选择对腰部有一定支撑作用的床垫是减轻腰部负担的很好的选择，因此孕妈妈最好别睡太软的床。

另外，随着胎宝宝的不断增大，孕妈妈的腹部隆起，翻身很不方便。若睡软床身体深陷其中，更加不易翻身。这样的睡眠不但不利于消除疲劳，还会给孕妈妈增加疲劳感。

孕妈妈洗澡有宜忌

水温忌过高。医学研究发现，温度过高会给胎宝宝的中枢神经系统造成一定程度的损害。更值得注意的是，水温越高，持续时间越长，则损害越重。孕妈妈洗澡时水的温度应调节到39℃以下。

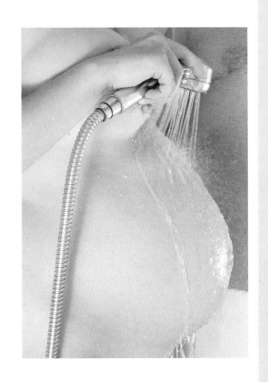

宜淋浴。孕妈妈的洗澡方式也有讲究，提倡站立淋浴，避免坐浴。因为如果坐浴，脏水里的细菌、病毒可能进入阴道、子宫，引起阴道炎、输卵管炎，或引起尿路感染。

洗澡时间忌过长。洗澡时间不可过长，一般以20分钟以内为宜，否则容易导致孕妈妈脑部供血不足，出现头昏、眼花、乏力等，同时使胎宝宝缺氧、胎心音加快，亦可影响胎宝宝神经系统的发育。

孕妈妈可以做艾灸吗

艾灸是一种中医养生的疗法，用艾条熏穴位以达到养生健身的功效。对于胞宫虚寒的孕妈妈，艾灸可作散寒安胎之用，但一般情况下孕妈妈最好不要随便艾灸，特别是妊娠初期。因为艾灸讲究穴位疗法，可致动血，稍有不慎会对胎儿造成危害。再者，艾条燃烧会产生一些烟味，孕妈妈不宜经常闻，尤其是质量差的艾条燃烧时的烟味对孕妈妈会有一定的害处。孕妈妈如果艾灸的话，必须选择优质的艾条，并且在专业医生的指导下进行。

脚趾抓地，增强脾胃功能

《黄帝内经·素问》中记载："四肢皆禀气于胃，而不得至经，必因于脾，乃得禀也。"意思是说，脾胃之气将水谷精微输送至四肢，才能使四肢正常进行生理活动。所以，平时多动动脚趾可以促进经气运行，反作用于人体脾胃，使脾胃的功能增强。而脚趾抓地就是一种很不错的锻炼脚趾的运动。

具体做法为：站立或坐姿均可，将双脚放平，紧贴地面，与肩同宽，连续做脚趾抓地动作60～90次。两只脚可分别进行，也可同时进行。每日可重复多次。

此外，以下方法也可以锻炼脚趾：

1. 脚趾取物：坐在床上，在床上放一些大小适中的物品，比如硬币、铅笔或者小球等，然后用脚趾反复夹取这些物体。

2. 按摩脚趾：用手指按摩、揉搓脚趾，如果有消化不良、口臭、便秘等情况，宜顺着脚趾方向按摩；如果脾胃虚弱、腹泻，宜逆着脚趾方向按摩。

孕中期按时做产检

孕中期需要每月做一次产检，以检测胎宝宝的发育情况和孕妈妈的健康情况，孕妈妈不要怕麻烦，应按时做产检。

孕中期会做两个筛查，孕14～20周时做唐氏儿筛查，24～28周做妊娠糖尿病筛查，避免怀孕中期血糖偏高而使得早产、难产的概率增加。每月例行产检，主要包括称体重、量血压、听胎心、血常规、尿常规和必要的问诊等。另外，每次产检前，孕妈妈记得做好准备，比如换上宽松易脱的衣服、尽早出门以及带上母婴手册、医保卡、诊疗卡等，以保证自己顺利通过产检。

出现口腔问题如何应对

由于孕妈妈体内的雌、孕激素增多影响了口腔黏膜，使之变薄变脆，孕妈妈很容易出现牙龈出血等口腔问题，再加上饮食结构不当，孕妈妈有可能会出现牙周炎。这时，孕妈妈不要随意服用消炎药，也不要随意拔牙，因为拔牙极容易出血并引起强烈的宫缩。所以，孕妈妈如果出现口腔问题，应该咨询医生再做处理。

此外，孕妈妈需要加强牙齿的护理。

1. 起床后、进餐后以及睡前都要认真地用软毛牙刷仔细正确地刷牙，注意去除牙刷间的杂乱刷毛。

2. 饭后口腔内酸性唾液分泌增多，所以主张使用碱性漱口液中和，因为这种酸性唾液最易损害牙釉质并为细菌生长提供培养基。

3. 怀孕初期就应该开始牙齿的定期检查，并接受有关孕期牙齿保健指导。

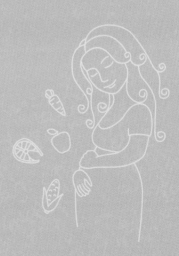

第六章

孕の月
养胃润筋骨

怀孕的第 6 个月，为足阳明胃经主养，胃主受纳，生气生血。如果胃的功能失常，就会直接影响到气血，气血不足，就难以让腹中胎儿的筋骨得到很好的滋养。所以，在孕 6 月，孕妈妈要注重饮食，把调养脾胃放在首位。

孕妈妈的身体变化

孕 6 月，子宫更大，子宫底的高度约 18~20 厘米。孕妈妈腹部会越来越胀大、凸出，体重也日益增加，腰部变得更沉重，平时的动作也较为费力、迟缓。

同时，子宫增大也将胃肠向上推移，胃肠工作效率下降，所以孕妈妈常有上腹饱足感和胃灼热，另外还导致心跳加快，所以孕妈妈会感觉心慌气短。

乳房的发育更为旺盛，不但外形饱满，而且用力挤压时会有微黄的稀薄乳汁（初乳）流出，分泌物仍然大量增加。脸上的妊娠斑可能更加明显，面积增大，腹部的妊娠纹颜色加重。一些孕妈妈还会有眼睛发干、畏光的现象，都是正常现象，不必担心。

胎儿的发育情况

孕 6 月，胎宝宝身长约 30 厘米，体重 600~750 克。骨骼结实，头发更长，眉毛及睫毛开始长出。脸形更清晰，已十足是人的模样，但仍然很瘦，全身都是皱纹。

皮脂腺开始具有分泌功能，并长出白色脂肪般的胎脂，覆盖在皮肤表面。胃肠会吸收羊水，肾脏已能排泄尿液。脑部继续快速发育，小脑后叶发育，出现海马沟。大脑对各种感官传递过来的信号都有了意识。

此时已可利用听诊器听出胎儿的声音。医生可在孕妈妈腹壁摸到胎头及胎臀，判断出胎儿在子宫腔的哪一位置。呼吸功能越来越完善，胎宝宝也会咳嗽了，孕妈妈感觉到胎宝宝的咳嗽就像在敲打腹壁一样。

合理进食，缓解腹胀，养胃养胎儿

中医理论认为，怀孕的第6个月份，孕妈妈腹中的胎儿主要由孕妈妈的足阳明胃经来滋养。说得更为简单一些，在这个月份，为了保障胎儿能够在腹中健康地生长发育，孕妈妈就更应当在饮食上有所注意，养护好自己的胃。然而令人遗憾的是，在这个月份，因为胎儿已经逐渐长成，有许多孕妈妈会在不同程度上感到胃部不适，吃不下东西，严重者还可能有胃灼热的感觉。无疑，这会影响到孕妈妈的食欲，影响到母体的身体健康，也就等于影响到胎儿。

出现这种症状，孕妈妈不要太过忧虑，如果在饮食上能注意到以下几点，其症状就可以得到很好的缓解。

首先，多吃一些具有甘甜味的食物，如小米、山药和大枣等。中医理论认为"甘入脾"，而"脾胃为后天之本，气血化生之源"，食用甘甜的食物具有保养脾胃的作用。

其次，就是在吃饭的时候，应细嚼慢咽，不要边吃饭边说话，不用吸管吸吮饮料，不嚼口香糖，不吃话梅等，以免吸入过多的空气。

再者，在饮食的选择上，应以清淡为主，避免吃过甜、过酸、过于辛辣的食物，而应该多吃富含膳食纤维的蔬菜、水果和粗粮等食物，以促进肠道的蠕动，从而帮助排便。

还有，适当地食用一些大蒜和生姜来帮助排气，以减少肠道的气体，如在炒菜时可以适当加一些大蒜和姜片。

最后，就是不要吃太多豆类或豆制品、油炸食物以及土豆等易产气的食物。

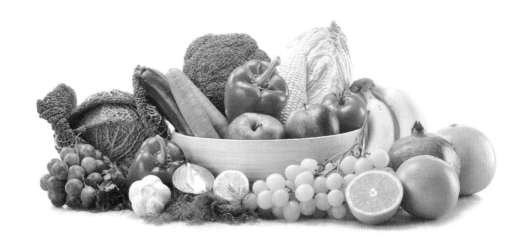

孕妈妈养胃养胎，从早餐开始

中医理论认为，胃经在辰时当令，辰时就是上午7点到9点。胃经当道，此时阳气全部升起，天地之间的阳气占主导地位，人的体内也如此，处于阳盛阴衰之时。所以，此时人应该适当地补充一些阴气，食物属阴，也就是说应该吃早餐。

胃经当令，如果不吃早餐，会伤害脾胃。脾胃被称为"仓廪之官"，负责掌管人体内的受纳和消化，如果早饭没有吃，那么脾胃就会持空运作，时间长了会导致脾胃气虚，影响食物的消化吸收，造成营养不良，不利于胎儿的发育。

小贴士

早餐不宜吃得太早，因为夜间睡眠中，消化器官需要消化吸收晚餐食物，通常到凌晨才能休息，如果早餐吃得过早，就会影响胃肠的休息，长此以往会损害胃肠功能，一般起床后先活动20～30分钟再吃早餐。

因此，孕妈妈一定要按时吃早餐，不建议孕妈妈早餐吃油条、汉堡等油腻煎炸食物，这些都对健康不利，会影响胎儿的正常发育。孕妈妈早餐可以吃一些面包、牛奶、鸡蛋、粥、包子等温热柔软的食物。

晚餐过饱，孕妈妈胎儿两受伤

在怀孕后，一些孕妈妈因为白天还在忙于工作，于是，就把晚餐安排得比较丰富，大吃特吃，并认为这样能够补充营养，让腹中的胎儿能够得到更好的生长发育。事实上，这样做不利于孕妈妈的身体健康和胎儿生长发育。

晚饭既是对下午消耗的补充，又是对夜间休息时能量和营养物质需求的供给。但晚饭后即使有散步的习惯也毕竟活动有限，而晚上和睡眠时人体对热量和营养物质的需求并不太大，一般能维持身体基础代谢的需要就行，所以孕妈妈经常晚饭吃得过于丰盛和过饱，不仅造成营养摄取过多，还会增加肠胃负担，特别是晚饭后不久就睡觉，更不利于食物消化。

中医理论认为，如果晚餐吃得太饱，会"胃不和则卧不安"。什么意思呢？简单地说，就是晚上如果吃得太饱，会给肠胃带来负担，影响到正常的休息。孕妈妈感到不安，难以休息好时，势必直接影响到腹中的胎儿，对胎儿的生长发育带来影响。

事实上，晚餐吃得太饱，摄入的营养过多，所带来的影响并不止于此。晚餐摄入的热量不能及时消耗而被储存在体内，慢慢形成脂肪。一旦体内脂肪过多就会引起肥胖，从而可能会给孕妈妈带来妊娠高血压、妊娠糖尿病等疾病。

宜食用一些健脾胃的食物

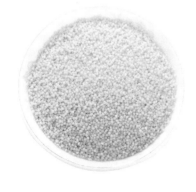

小米 味甘、咸，性凉；
归肾、脾、胃经。

中医理论认为，小米有健脾和胃、滋补五脏、补益虚损的功效，尤其适合脾胃功能虚弱的人食用。《本草纲目》中也说，小米"治反胃热痢，煮粥食，益丹田，补虚损，开肠胃"。食用小米可防止胃酸过多、呕吐的现象发生，还能有效缓解腹泻、反胃、消化不良。小米常用来煮粥，其营养物质易于被人体消化吸收，可减轻肠胃负担，还可保护胃黏膜。

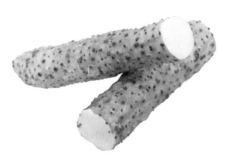

山药 味甘，性平；
归肺、脾、肾经。

山药营养丰富，既益气又养阴，有补脾养胃、健脾止泻、益肾固精的功效。明代李时珍曾指出：山药"益肾气，健脾胃"。《景岳全书》亦载："山药，能健脾补虚，滋精固肾，治诸虚百损，疗五劳七伤。"现代研究发现，山药中含有能分解淀粉的淀粉糖化酶，能促进食物消化，改善脾胃的消化吸收功能，能有效缓解胃胀。

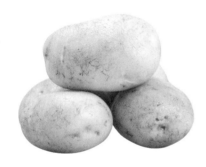

土豆 味甘，性平；
归脾、胃、大肠经。

土豆补益脾气的功效很突出，有"地下水果"之称。中医理论认为，土豆有健脾和胃、通利大便、益气调中、缓急止痛的功效，对于胃溃疡、胃癌、习惯性便秘有良好的防治功效，并且还有解毒、消炎的作用。现代医学认为，土豆中含有大量的淀粉、蛋白质、B族维生素、维生素C等，这些营养素可以促进脾胃的消化功能，防治胃病。

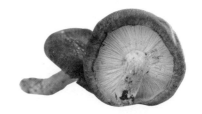

香菇 味甘，性平；
归脾、胃经。

香菇味道鲜美，营养丰富，在民间素有"山珍之王"的美称。中医理论认为，香菇有健脾和胃、理气化痰、益气血、益智安神、抗肿瘤的功效，适用于胃炎、食欲减退、大便秘结等症。另外，香菇本身含有非常丰富的 B 族维生素，维生素 B_1 及维生素 B_2 可维持神经系统功能正常运行及促进细胞再生，避免消化不良或食欲缺乏，从而起到养胃、护胃的作用。

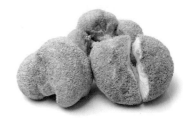

猴头菇 味甘，性平；
归脾、肾经。

自古以来，猴头菇就被推崇为"养胃山珍"，并与鱼翅、熊掌、燕窝并誉为四大名菜。中医理论认为，猴头菇有补脾益气、助消化、利五脏的功效，适用于脾胃虚弱、气血不足所致的食少体倦、腹胀、腹痛等症，并对消化不良、胃及十二指肠溃疡、胃炎、胃癌、食管癌等疾病均有疗效。

圆白菜 味甘，性平；
归脾、胃经。

圆白菜是世界卫生组织推荐的最佳蔬菜之一，也被誉为天然"养胃菜"。中医理论认为，圆白菜有健脾养胃、行气止痛的作用，可辅助治疗胃脘疼痛、睡眠不佳、多梦易醒、耳目不聪等病症。现代医学研究发现，圆白菜所含的 B 族维生素、维生素 K 及维生素 U，能抗胃部溃疡、保护并修复胃黏膜组织，降低病变的概率。

苹果 味甘、酸，性平；
归脾、胃经。

"每天一苹果，医生远离我"，苹果是我们最常见、最常吃的水果之一，具有良好的保健作用。中医理论认为，苹果具有生津润肺、健脾益胃、润肠止泻等功效，适用于胃阴亏虚、阴虚胃痛等症。现代医学认为，苹果中含有的鞣质和多种果酸，能加速食物的消化、吸收；膳食纤维能促进肠胃蠕动，防治便秘。

孕妈妈一周饮食方案

	早餐	加餐	午餐	加餐	晚餐
第1天	煮鸡蛋 南瓜粥	牛奶 苹果	米饭 莴笋山药丝 清蒸三文鱼 鲫鱼丝瓜汤	银耳红枣羹	苹果煎蛋饼 小米粥 清炒油麦菜
第2天	煎蛋 香菇粥	猕猴桃	米饭 糖醋排骨 西芹炒百合 海带豆腐汤	牛奶	紫薯饼 牛奶燕麦粥
第3天	海蜇拌黄瓜 豆沙包	酸奶 香蕉	二米饭 香菇油菜 红烧带鱼块 土豆香浓汤	鸡蛋羹 黄桃	山药面 蒜拍黄瓜
第4天	蒸饺 牛奶	苏打饼干 水果沙拉	肉饼 蒜蓉西蓝花 香肠炒油菜 紫菜豆腐汤	全麦面包	花卷 干锅土豆片 红枣黑米粥
第5天	煮鸡蛋 小米黄豆粥	橙子 核桃豆浆	米饭 香菇栗子 红烧带鱼 鲜藕排骨汤	酸奶	清炒小白菜 牛肉拉面
第6天	三明治 牛奶	蓝莓 燕麦粥	蛋炒饭 蒜泥茄子 蘑菇炒青菜 鲫鱼豆腐汤	蛋糕 葡萄	红薯糯米饼 山药绿豆粥 洋葱炒肉丝
第7天	三鲜馅饼 胡萝卜山药粥	粗粮饼干 西瓜汁	米饭 油菜烩猴头菇 红烧鲤鱼 猪肝青菜汤	樱桃 牛奶	红枣馒头 地三鲜 皮蛋瘦肉粥

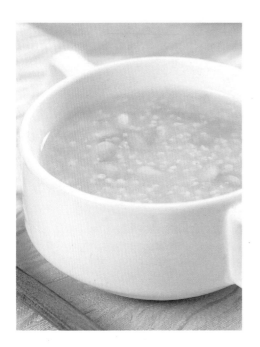

小米黄豆粥

材料 小米 100 克，黄豆 50 克。

调料 白芝麻、白糖各适量。

做法

1. 将小米、黄豆、白芝麻分别洗净磨碎，黄豆过筛去渣。

2. 锅中加适量清水，煮沸后放入黄豆末。

3. 再次煮沸后，放入小米末，用小火慢慢熬煮，见米烂豆熟后撒入芝麻末，搅拌均匀，加白糖调味即可。

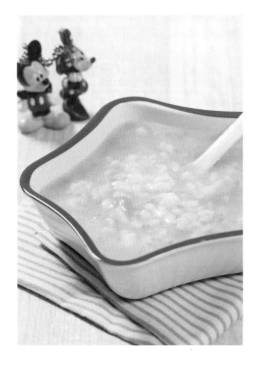

胡萝卜山药粥

材料 胡萝卜、山药各 60 克，大米 150 克。

调料 盐适量。

做法

1. 大米淘洗干净；山药去皮、洗净，切成块；胡萝卜洗净，切成丁。

2. 锅中加适量清水，放入大米，煮至米粒绽开。

3. 放入山药、胡萝卜，改小火煮至粥稠，加少许盐调味即可。

白菜心拌海蜇

材料 白菜心 200 克，海蜇皮 100 克。

调料 蒜泥、盐、生抽各适量，香油 2 克。

做法

1. 海蜇皮放冷水中浸泡 3 小时，洗净，切细丝；白菜心择洗干净，切成细丝。

2. 海蜇丝和白菜丝一同放入盘中，加蒜泥、盐、生抽、香油拌匀即可。

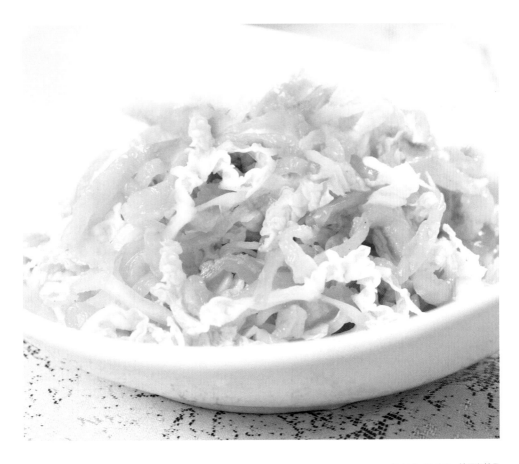

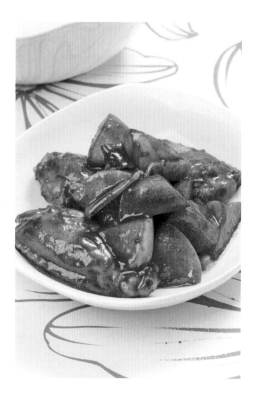

苹果烧鸡翅

材料 鸡翅 500 克，苹果 1 个（约 250 克）。

调料 姜片 10 克，盐 4 克，番茄酱、生抽、白糖、醋各 15 克。

做法

1. 鸡翅洗净，加姜片焯水；苹果洗净，切块。

2. 锅置火上，倒油烧热，调中小火，倒入鸡翅煎至两面金黄，放入苹果也煎一下。放入番茄酱、生抽、盐、白糖、醋，调成酸甜味。

3. 倒适量清水，没过鸡翅的一半，大火煮开，中火煮 10 分钟，翻面，收汁即可。

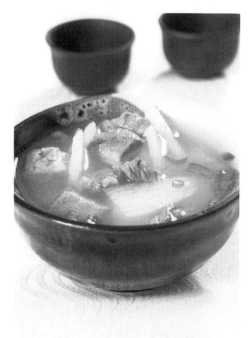

山药羊肉汤

材料 山药 200 克，羊肉 150 克。

调料 葱末、姜末、蒜末、干辣椒、水淀粉、盐、鸡精、清汤各适量。

做法

1. 将山药洗净，去皮，切片；羊肉洗净，切块，用植物油煸炒至变色，捞出；干辣椒洗净，切段，待用。

2. 锅置火上，倒植物油烧热至八成热，放入葱末、姜末、蒜末、干辣椒段爆出香味，放入山药翻炒，倒入适量清汤，加入羊肉块，加入盐、鸡精调味，羊肉熟后用水淀粉勾芡即可。

牡蛎香菇冬笋汤

材料　牡蛎 500 克，鲜香菇、冬笋、青豌豆各 50 克。

调料　清汤 200 克，姜末、香油各 3 克，盐、料酒各适量。

做法

1. 鲜香菇、冬笋分别洗净，焯水，捞出切片；牡蛎取肉，洗净，焯水后沥干；青豌豆洗净。
2. 锅内加入清汤、料酒、盐，烧沸后放入青豌豆、牡蛎肉、香菇片、冬笋片、姜末烧沸，淋入香油即可。

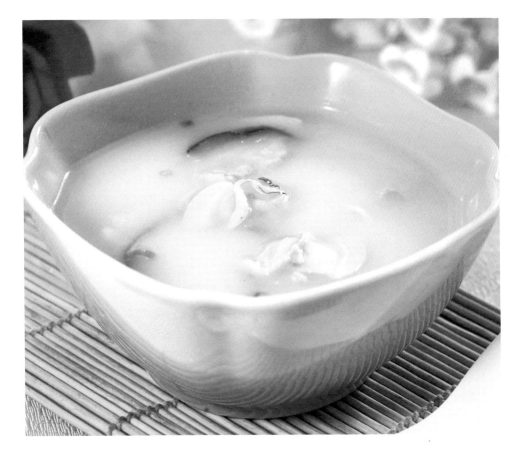

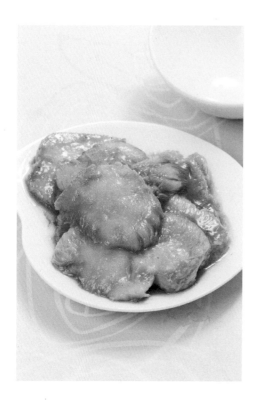

鲍汁猴头菇

材料　发好的猴头菇 200 克，鲍汁 30 克。

调料　生抽、蚝油、白糖各 5 克，盐 2 克。

做法

1. 将发好的猴头菇洗净切片；将蚝油、白糖、生抽、盐加少许水调成味汁。
2. 锅内倒油烧热，将菇片煎黄，烹味汁烧入味，待菇片变软时，放鲍汁即可。

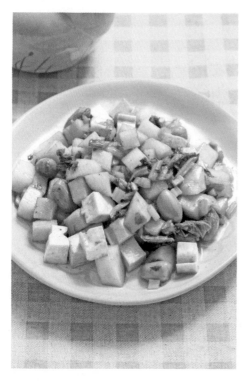

雪菜炒土豆

材料　土豆 250 克，雪里蕻（雪菜）、豆腐干、花生仁各 50 克。

调料　葱花、蒜末各 5 克，酱油 10 克，盐 2 克，大料 1 个，鸡精少许。

做法

1. 土豆去皮，洗净，切丁，入开水中煮至七成熟，用清水洗一下；雪里蕻洗净，切碎；豆腐干切丁；花生仁入水中加大料煮熟。
2. 锅置火上，倒油烧热，下入葱花、蒜末炒香，放入土豆丁大火翻炒几下，放入酱油、盐，土豆上色后，放入雪里蕻、豆腐干丁、花生仁翻炒均匀，加鸡精调味即可。

腰酸背疼怎么办

　　随着胎宝宝的不断长大，腰腹部的重心前移，腰背部的肌肉群负重增加，孕妈妈容易出现腰酸背痛，因此要做到以下防护，以免症状加重。

　　1.避免搬抬重物，以免使腰部负重过大。

　　2.适度锻炼腰、腹以及背部等肌肉，能缓解腰酸背痛，并且外出运动晒晒太阳，还能强健骨质。

　　3.泡澡能改善血液循环，放松肌肉，缓解腰酸背痛。

　　4.疼痛严重时，可让家人帮助轻柔地按摩腰背，对缓解腰酸背痛也有明显的效果。

适度活动，胎儿生长发育更健康

　　孕期适当运动，既可增强孕妈妈的体质，利于生产，又有利于胎儿的健康发育。因此，孕妈妈可以根据个人体质和过去的锻炼情况，进行一些力所能及的锻炼，如游泳、孕妈妈体操、瑜伽、散步、跳舞等。并且运动要形成规律性，坚持每天锻炼，不要三天打鱼两天晒网。需要注意的是，孕妈妈运动不能用力过猛，不可进行跑、跳、登高等容易失去平衡的剧烈运动。运动时，孕妈妈要注意心率不能过快，运动中如果出现头晕恶心或疲惫等情况，应立即停止运动。

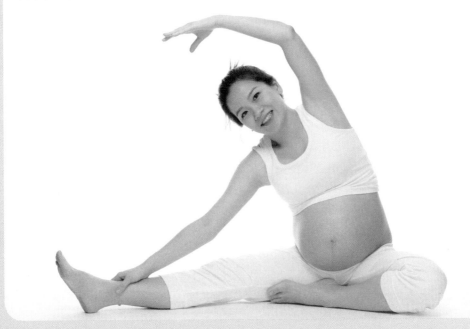

胎位不正怎么办

通常状况下胎儿都是头朝下，直到头位出世，这就是正常分娩。如果胎儿的其他部位在最下面，则称为胎位不正。胎位不正容易给生产造成不便，也容易给产妇和胎儿带来不同程度的危险。

在怀孕28周前，可以做膝胸卧位操纠正，每天早晚各1次，每次做10分钟，连续做1周，胎位可以转正。其姿势是，在硬板床上，胸膝着床，臀部高举，大腿和床垂直，胸部要尽量接近床面。

认识前置胎盘

正常情况下，胎盘附着于子宫体部的后壁、前壁或侧壁。若胎盘附着于子宫下段，或覆盖在子宫颈内口处，位置低于胎儿的先露部，称为前置胎盘。前置胎盘是孕晚期出血的主要原因之一，是妊娠期的严重并发症，处理不当能危及母儿生命安全。

临床上将前置胎盘分为三个类型：一是完全性前置胎盘或称中央性前置胎盘，宫颈内口全部为胎盘组织所覆盖；二是部分性前置胎盘，宫颈内口部分为胎盘组织所覆盖；三是边缘性前置胎盘，胎盘边缘附着于子宫下段，不超越宫颈内口。

孕妈妈水肿对胎儿有影响吗

孕妈妈水肿分为生理性水肿和病理性水肿，一般来说，生理性水肿对胎儿是没有影响的，孕妈妈通过适当的休息和调理就能消肿，比如做做保健操、按摩肿胀部位、休息时抬高双脚等；而妊娠高血压综合征、营养不良性低蛋白血症、贫血和妊娠中毒症都是孕妈妈水肿的常见病理性原因。若是由疾病引起的孕妈妈水肿，应及时去医院治疗，否则，会给孕妈妈和胎儿带来严重的损伤。

孕妈妈一定要选好鞋

怀孕后，随着肚子的增大，孕妈妈的身体重心前移，只有背部向后仰，才能保持平衡，脊柱的曲度明显增加，胸椎往后弯，腰椎向前弯，因此忌穿高跟鞋，否则很不安全，容易摔倒，同时使孕妈妈累上加累，造成下肢与腰背疼痛加剧。

穿平底鞋，虽安全，但由于重心落在足后跟上，直立或行走时间稍长，也容易引起足跟痛及腰痛。因此，穿鞋跟约为2~3厘米的低跟鞋和坡跟鞋最好。此外，到了孕晚期，孕妈妈的脚部会出现水肿，要穿比平时大一点儿的鞋子。

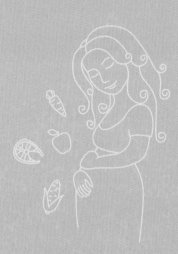

第七章

孕7月
补肺养皮毛

怀孕第7个月，是胎儿毛发和皮肤生长的时候。此时，为手太阴肺经主养。肺主气司呼吸，主要体现在气的生成方面。如果肺的功能失常，就可能会导致气虚，气与血之间的关系又是十分紧密的，势必会导致孕妈妈的气血不足，影响到胎儿的正常生长发育，以及其毛发、皮肤的生成。

孕妈妈的身体变化

孕7月，孕妈妈的体重持续增加，每周可增加500克。腹部隆起更加显著，让孕妈妈有了明显的沉重感，身体的动作因此显得笨拙、迟缓。

同时，由于身体负荷的加重，新陈代谢耗氧量增大，孕妈妈的呼吸变得急促起来，在活动时容易气喘吁吁。妊娠纹、妊娠斑加重，皮肤可能感到瘙痒，并且会出现头发少量脱落的现象。

胎儿的发育情况

孕7月，胎儿身长为36～40厘米，体重已有1100～1400克，几乎占满整个子宫空间。满面皱纹酷似沧桑的老人，皮肤皱纹会逐渐减少，皮下脂肪仍然较少，有了明显的头发。

另外，胎儿的大脑发育进入高峰期，沟回逐渐增多，脑皮质面积也逐渐增大，几乎接近成人，意识越来越清晰，对外面的刺激也越来越敏感。听觉系统继续发育，胎儿开始能分辨妈妈的声音，同时对外界的声音是否喜欢和厌恶能有所反应。嗅觉形成，逐渐记住了妈妈的味道。眼睑的分界清楚地出现，眼睛能睁开和闭合了，同时有了原始的睡眠周期。

不可进食燥热的食品

在中医理论中，肺为娇脏，不但容易受到外邪侵袭，还不耐寒热。因此，孕妈妈在进食的时候，就应该尽量避免燥热的食品。《医学源流论》中说过"太热则火烁金而动血""太燥则耗精液"。说得更为简单一些，就是孕妈妈在怀孕期间，过多食用燥热的食品，会有损气血，对于自身以及腹中胎儿的健康都是不利的。

燥热性食品指容易引起人体上火的食品，如一些油炸或烧烤的食品，还有辣椒、大蒜等一些刺激性食品，以及含有酒精成分的饮品、补品等。类似这样的食品，孕妈妈最好不要进食。

值得注意的是，很多人认为，在怀孕期间应多进食补品。这样做并不科学，因为一般的补品都是大热型的，属于燥热性食品，很容易导致上火。有些孕妈妈会出现便秘和体虚多汗等症状，就是由于食用了较多的燥热性食品所致。

孕妈妈避免性寒食物

中医理论认为，孕7个月的孕妈妈除应避免燥热性食物外，还应避免进食性寒的食物。因为"太寒则邪气凝而不出"，会损伤人体的阳气。即便是普通人，过多摄入性寒的食物，都可能会引起身体不适，何况是处在身体特殊期的孕妈妈呢？

性寒的食物主要为海鲜和冷饮类。在海鲜中，除了极少数的鱼、虾以及鲍鱼外，大部分属于寒凉性，尤其是螃蟹、生蚝等，孕妈妈应尽量避免进食。至于冷饮，哪怕是在炎热的夏季，孕妈妈最好也尽量减免。

> **小贴士**
>
> 冬季气温较低，如果吃了变凉的饭菜，不仅影响消化，还会给脾胃造成伤害。所以做菜时，可以先做不易变凉的菜，容易变凉的则可放到最后做。并且能炖的最好就不要炒，因为炖菜更容易保温。一旦遇到菜变凉的情况，则一定要先热过再吃。

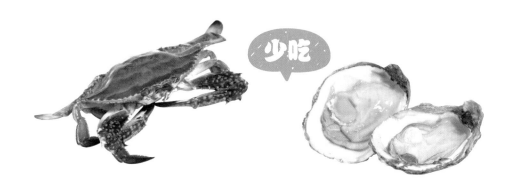

少吃

白色食物养肺，宜多食

传统中医理论认为，白色入通于肺，并认为白色的食物具有滋阴润肺的功效。因而，建议孕妈妈不妨多吃一些白色的食物，尤其是在孕七月，胎儿在母体中生长皮毛的关键时期，能让胎儿生下来后，肌肤和毛发变得更为健康。以下3种食物就适宜孕七月的孕妈妈食用。

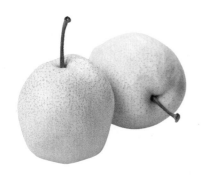

梨 味甘、微酸，性凉；归肺、胃经。

性寒，有生津、润燥、清热、化痰等功效。现代营养学研究认为，梨含有很多对人体有益的物质，有很好的保健作用。如梨中所富含的果胶，就有助于消化，有通利大便、缓解便秘的作用，所以孕妈妈在口干舌燥，因上火而导致便秘时，吃上一两个梨，就能很好地缓解症状。

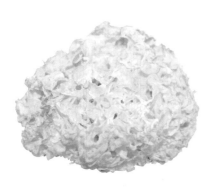

银耳 味甘，性平；归肺、胃、肾经。

有利五脏、补气血等功效。对于孕期气血不足的孕妈妈来说，可以选择银耳来补气血。值得一提的是，银耳的营养保健价值很高，其富有天然植物性胶质，加上它的滋阴作用，对孕期出现黄褐斑、雀斑等情况有很好的预防作用。

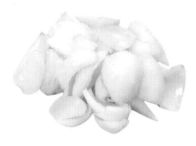

百合 味甘，性微寒；归肺、心经。

百合有止咳、清热、润燥、滋补的功效。《本草求真》中记载："百合功有利于肺心，而能敛气养心，安神定魄。"尤其适于孕七月的孕妈妈食用，能达到较好的去燥、防病保健等效果。

减少盐分的摄入，就是减少肾脏负担

首先，在孕期，如果长期吃过咸的食物，摄入过多的食盐，不仅会导致孕妈妈出现妊娠期高血压、水肿等情况，对宝宝的生长发育也是不利的。

其次，食盐的含钠量很高，不仅会加重孕妈妈的肾脏负担，还会影响胎儿肾脏的生长发育。如饮食过咸，肾脏的负担增加后，会引起排钠障碍，从而导致孕妇血压升高、蛋白代谢紊乱，会影响胎儿头发中蛋白的形成，出现头发颜色变淡、甚至枯萎等情况。

再者，如果食物中盐分和碱类物质含量过多，还容易引起血钾升高，导致孕妇心脏功能受损，这些对于孕妈妈本人和宝宝都是有危险的。

更为重要的是，孕妈妈在怀孕后期，其身体机能与平时会有所不同，最为明显的是，神经和内分泌会有所改变，小动脉会出现痉挛，导致体内钠盐潴留，从而造成水肿。倘若还食用过咸的食物，增加钠的摄入量，就会加重水肿的症状。毫无疑问，这对胎儿的健康生长是不利的。

所以，孕妈妈的饮食应以清淡为主，减少食盐的摄入量。一般来说，孕妈妈每天的食盐摄入量最好不要超过 5 克。

> **小贴士**
>
> 饮食中除了要减少盐的摄入外，孕妈妈还要注意调味料的使用，很多调味料，比如椒盐、豆豉、辣椒酱、蚝油、酱油、老抽等，也含有较高的盐分，在使用的时候要相应减少盐的用量。

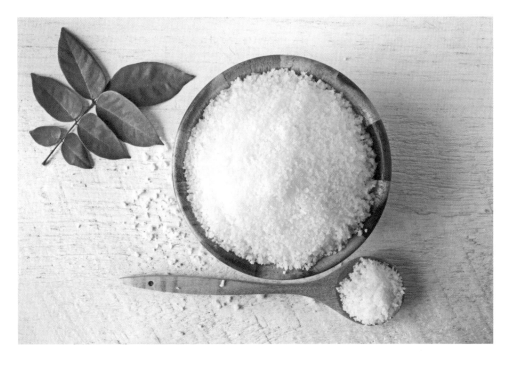

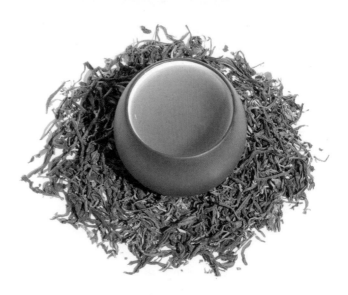

茶能清热降火，但过浓会刺激胎儿

中医理论中，形容孕妈妈为"产前一盆火，产后一盆冰"。什么意思呢？就是说孕妈妈属于燥热体质。因此，孕妈妈可以选择一些凉性的食物来调节体内的平衡。喝凉性的茶，就成了不少孕妈妈的选择。

茶叶中的绿茶是凉性的，有清热降火、疏肝解郁、理气调经的功效。确实，在阳光灿烂的午后，泡上一杯茶，品着淡雅的茶香，既可调节机体状态，还能缓解孕期的忧郁，何尝不是一件惬意的事。但是，要提醒的是泡茶的时候茶叶应适量。一般来说，每天2~5克即可，切不可过量。因为，浓茶中含有过量的咖啡因，会刺激人的中枢神经，让孕妈妈变得兴奋，同样，也会给胎儿带来过度的刺激，影响到胎儿的生长发育。

熟油凉拌，更利于营养的吸收

为了确保孕妈妈的身体健康，能够顺利地产下健康聪明的宝宝，除了在食材以及饮食习惯上要有所选择外，还应当注重烹调方式。

首先，要避免大火快炒。在传统的烹饪方式中，我们喜欢用大火快炒，认为这样吃起来才够鲜美。事实上，像这种高温的烹调方式，尤其是当油烟升起的时候，就已经表明油脂已经酸败，会产生大量的自由基。而这些自由基则会产生致癌物。孕妈妈食用后会影响到身体健康，当然，这对腹中胎儿的健康成长也是不利的。

其次，最好选择油温低或者凉拌的方式。第一，低油温，不容易引起油脂腐败而产生自由基；第二，对蔬菜舍弃大火快炒，而改以烫一下捞起，然后用优质的熟油凉拌，不但对纤维的营养吸收率较高，对肠道也有帮助；第三，蔬菜上一直为人诟病的微生物、农药残留等，也在烫煮的过程中消除。

总之，要确保孕妈妈的身体健康，就应当选择正确的烹饪方式，尽量减少营养素的损失，以提高食物在孕妈妈体内的利用率。

工作餐怎么吃才营养

如何吃好工作餐是孕妈妈上班期间的烦恼之一，工作餐怎么吃才能保证营养均衡呢？

1.孕妈妈可以剔除工作餐里不适合孕期食用的食物，自己另外补充一些有营养的"小菜"，将工作餐吃得既安全又营养。

2.不要吃太咸的食物，否则容易导致体内水钠潴留，引起血压上升或双足水肿。其他辛辣、调味重的食物也不宜食用。

3.最好不要食用工作餐里的油炸食物，因为油炸类食物在制作过程中使用的食用油有可能是已经用过若干次的回锅油，其中有很多有害物质。

4.可以自备干净的水果，在吃工作餐前30分钟先吃个水果，替代新鲜蔬菜的摄入，可以补充维生素。

忌盲目进补

虽说，为了腹中胎儿的健康成长，孕妈妈应当补充营养，但是，也不可盲目地进补，更不可能无限制地进补。因为，盲目地进补，无限制地进补，可能会导致营养过剩，导致肥胖，不仅增加妊娠糖尿病、妊娠高血压综合征的发生概率。同时，还不利于胎儿成长，容易出现巨大儿，给分娩带来困难和危险。

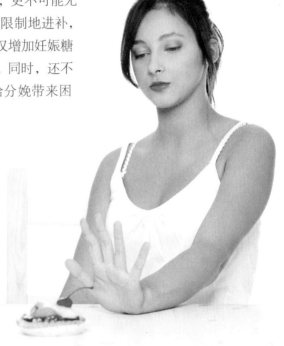

更为重要的是，如果孕妈妈在孕期出现营养过剩，当腹中的胎儿成了巨大儿后，婴儿出生后容易出现低血糖、低血钙，而且会增加孩子心脏的负担。不仅如此，当孩子成年后，还容易患肥胖、糖尿病和心血管疾病。

所以，孕妈妈应控制住食物营养的摄入量，避免营养过剩，控制好胎儿的体重，以免巨大儿的出现。

孕妈妈一周饮食方案

	早餐	加餐	午餐	加餐	晚餐
第1天	牛奶 煎蛋	葡萄	米饭 平菇肉片 脆皮豆腐 白菜粉丝汤	橘子汁 香蕉	番茄牛肉饺 蒜蓉空心菜
第2天	豆沙包 核桃豆浆	苹果 核桃	枣香糯米饭 胡萝卜烧牛腩 菠菜蛋花汤	酸奶	花卷 土豆炒猪肝 莲藕糯米粥
第3天	玉米窝头 牛奶	西瓜	米饭 海带拌菜花 肉末茄子 白萝卜冬瓜汤	鸡蛋羹	什锦炒饭 西红柿蛋花汤
第4天	小笼包 菠菜瘦肉粥	菠萝	二米饭 酱牛肉 青椒肉丝	酸奶 果蔬汁	红烧带鱼 素菜面
第5天	牛奶馒头 蔬菜鱼肉粥	牛奶 蔬菜沙拉	红豆饭 干煸四季豆 肉末烧豆腐 菜花玉米汤	香蕉 开心果	青椒肉丝面 红烧茄子
第6天	煮鸡蛋 红糖小米粥	牛奶 草莓	米饭 清炒卷心菜 萝卜排骨汤	烤馍片	香菇肉丝面 清炒卷心菜
第7天	芝麻烧饼 豆浆	酸奶 鲜枣	米饭 宫保鸡丁 丝瓜炒鸡蛋 鸭血豆腐汤	苹果 腰果	馒头 胡萝卜肉丝 银耳冬瓜羹 小南瓜粥

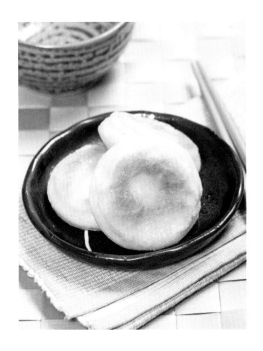

糯米饼

材料　糯米粉 150 克，白糖适量。

做法

1. 白糖加温开水搅拌至溶解；糯米粉倒入容器中，淋入糖水和适量清水，和成软硬适中的面团，盖上湿布，饧发 30 分钟。

2. 将饧发好的面团搓长条，揪成大小均匀的面剂子，按扁，擀成小薄饼形，制成饼坯。

3. 锅置火上烧热，倒入适量植物油，下入饼坯，煎至熟透且两面金黄即可。

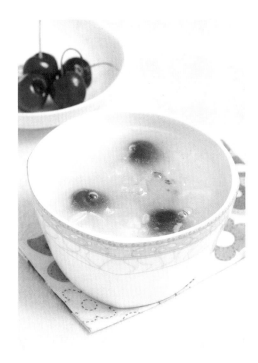

樱桃银耳粥

材料　大米 100 克，水发银耳 50 克，樱桃 40 克。

调料　糖桂花、冰糖各 5 克。

做法

1. 大米淘洗干净，浸泡 30 分钟；樱桃洗净；水发银耳洗净，撕成小朵。

2. 锅置火上，倒入清水大火煮沸，加大米煮开，转小火熬煮 15 分钟。

3. 加入银耳煮 15 分钟后，再加入樱桃、冰糖、糖桂花，煮沸即可。

豌豆牛肉粒

材料　豌豆 150 克，牛肉 200 克。

调料　蒜片、料酒、酱油各 10 克，水淀粉 30 克，盐 3 克，姜片 5 克。

做法

1. 豌豆洗净，入沸水中焯至断生；牛肉洗净，切成粒。

2. 牛肉粒中加入料酒、盐和部分水淀粉拌匀，腌制 15 分钟。

3. 锅中倒油烧热，放入蒜片、姜片爆香，倒入腌好的牛肉粒翻炒片刻，加入豌豆，调入酱油和剩余水淀粉翻炒匀即可。

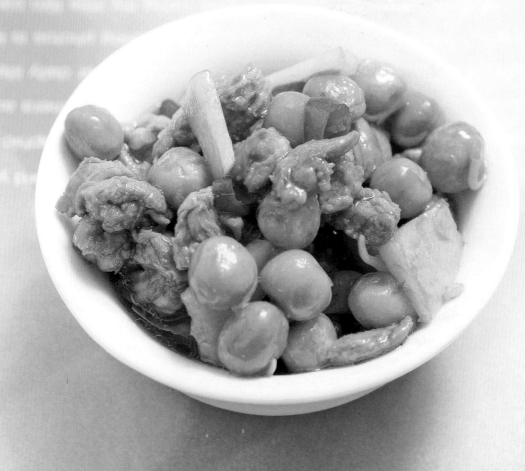

毛豆烧丝瓜

材料 丝瓜块 250 克，毛豆粒 100 克。

调料 葱丝、姜末、盐各 5 克，水淀粉适量。

做法

1. 毛豆粒洗净，焯水后捞出沥干。

2. 油锅烧热，煸香葱丝、姜末，放毛豆粒、水烧 10 分钟后盛出；油锅烧热，下丝瓜炒软，倒毛豆粒，加盐，用水淀粉勾芡即可。

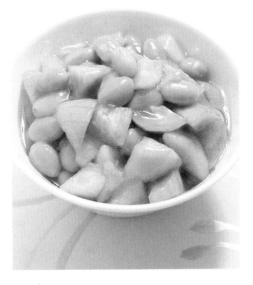

香菇炒菜花

材料 菜花 300 克，鲜香菇 50 克。

调料 葱末、姜末、盐各 5 克，水淀粉、鸡汤各适量，鸡精、香油各少许。

做法

1. 菜花去掉柄，洗净，切成小朵；鲜香菇去蒂，洗净切条。

2. 锅置火上，倒入清水烧沸，将菜花下水焯 3 分钟后捞出。

3. 锅内倒油，烧至六成热，下葱末、姜末煸香，倒入菜花和香菇，加盐翻炒。

4. 加入鸡汤，烧至菜花入味，用水淀粉勾芡，点鸡精、香油即可。

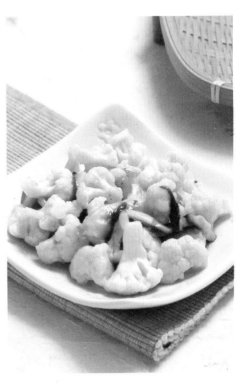

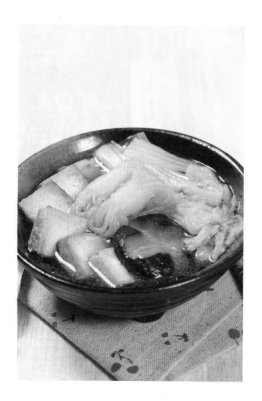

白菜暖锅

材料 白菜 50 克，北豆腐 30 克，香菇、魔芋丝各 10 克。

调料 生抽 30 克，糖适量。

做法

1. 魔芋丝用开水焯一下；白菜洗净，切段；香菇洗净，去蒂，切十字花；北豆腐切片，放入锅中加少油略煎一下。

2. 砂锅内加适量水，加入生抽、糖，大火煮开后码入煎豆腐、魔芋丝、香菇煮 5 分钟，放上白菜，盖上锅盖煮熟即可。

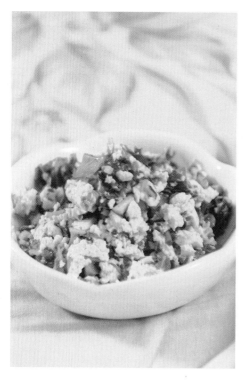

香椿拌豆腐

材料 香椿 100 克，豆腐 300 克。

调料 盐 3 克，香油、味精各少许。

做法

1. 香椿择洗干净；豆腐洗净，切成丁。

2. 锅置火上，倒入清水烧沸，将香椿焯一下捞出，控净水，切碎。

3. 将豆腐、香椿和盐、味精、香油拌匀即可。

芦笋炒肉片

材料 芦笋 200 克，猪里脊 100 克。

调料 葱末、姜末各 3 克，盐、酱油各 2 克，淀粉适量。

做法

1. 猪里脊洗净，切片，用盐、酱油和淀粉腌渍，入油锅滑至变色时盛出；芦笋焯熟，捞出，切段。

2. 油锅烧热，爆香葱末、姜末，下芦笋段煸炒，倒肉片翻匀即可。

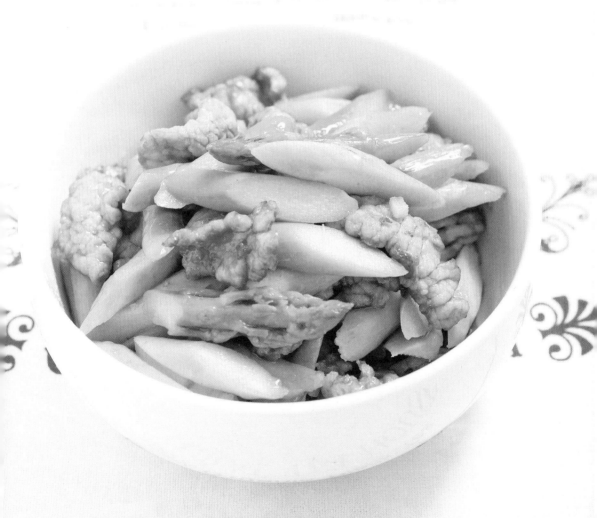

孕7月需要预防早产

早产，指的是在怀孕满28孕周至37孕周之间（196～258天）的分娩。而在此期间出生的，体重1000～2499克、身体各器官未成熟的新生儿，就被称为早产儿。据相关报道，我国早产儿死亡率为12.7%～20.8%，死亡原因主要是围生期窒息、颅内出血、畸形。即便早产儿能存活，也有可能在神经智力发育等方面存在缺陷。那么，如何防止早产呢？以下，就是在孕期，尤其是孕七月孕妈妈需要注意的地方。

首先，是避免外界的刺激。如防止在日常生活中被碰到腹部。

其次，是保持良好的生活状态。研究发现，早产的发生，与紧张、焦虑和抑郁等情绪有关。保持心境的平和，消除紧张的情绪，避免不良的精神刺激，能够缓解孕妈妈的心理压力，有利于胎儿在腹中的成长发育。

再者，是注重休息。一些孕妈妈出现早产，就是因为不注重休息，太过于劳累所致。孕妈妈不要让自己处于太劳累的状态，因为如果过于劳累的话，可能会刺激子宫收缩，当子宫不正常收缩后，就极有可能引起早产。

除了上面所说的注意事项之外，孕妈妈还要关注自我的身体健康。例如，如果孕妈妈患有心脏病、肾病、糖尿病、高血压等并发症，应积极配合医生治疗；有妊娠高血压综合征、双胞胎或多胎妊娠、前置胎盘、羊水过多等情况的孕妈妈，定要遵医嘱，积极做好自己孕期的保健工作，及时发现异常，并尽早就医。

另外，如果发现自己出现以下症状，就应当及时去医院检查。

下腹部变硬

妊娠晚期，随着子宫的增大，可出现不规则的子宫收缩，几乎不伴有疼痛，其特点是常在夜间频繁出现，翌日早晨即消失，称为生理性宫缩，不会引起早产。如果下腹部反复变软、变硬且肌肉也有变硬、发胀的感觉，至少每10分钟有1次宫缩，持续30秒以上，伴宫颈管缩短，即为先兆早产，应尽早到医院检查。

阴道出血　阴道少量出血是临产的先兆之一，但有时宫颈炎症、前置胎盘及胎盘早剥时均会出现阴道出血，这时出血量较多，应立即去医院检查。

阴道流液　阴道有温水样的液体流出，多是早期破水，此时可保持平卧位，垫高臀部，马上送医院。

通过胎动能判断胎宝宝的健康情况

孕妈妈现在感觉到的胎宝宝在子宫内的翻转、拳打脚踢等活动就是胎动的体现，胎动是胎宝宝在子宫内健康情况的一个指标。因此，从孕28周开始数胎动就成为孕妈妈的一大任务，这是孕妈妈自我监护的一种最好方法，可以根据胎动来监测胎宝宝的情况。

胎动的规律

胎动出现时间	不同时期胎动的情形	胎动的周期性
正常妊娠18~20周开始，孕妇会感到明显的胎动	早期胎动间断出现，幅度小、时间短、频率快；随着胎龄的增加，每次胎动时间延长，胎动频率相对减慢	孕中期胎动不是很明显，到了孕晚期，随着胎儿睡眠周期变得规律，胎动的周期性也更为明显，一般晚上（20:00~23:00）胎动最多，上午（8:00~12:00）胎动较均匀，下午（14:00~15:00）胎动最少

需要提醒的是，胎儿的胎动因个体原因存在较大差异，胎动的频率、强弱，每次胎动出现的时间、持续的时间、间隔的时间都有很大的区别，而且不同的胎儿在生理周期、运动幅度等方面也有着很多不同之处。

因此，孕妈妈应正确记录每天的胎动，细心观察和记录，通过记录来找出胎宝宝的胎动规律和特征。

避免忧伤哭泣，胎儿出生更聪明

如果孕妈妈在情绪上波动较大，经常忧伤哭泣，就可能对腹中的胎儿带来影响，不利于胎儿皮毛的发育和生长。据现代医学研究发现，皮肤在人体中有"第二脑"之称，并认为通过刺激皮肤，有利于促进脑部的发育。而孕七月，恰恰是胎儿皮毛的生长发育之时，所以孕妈妈在此月份保持愉快的情绪，少点忧伤，不哭泣，对于胎儿的脑部发育大大有益，让宝宝出生后，更为聪明活泼。

孕妈妈能用蚊香、花露水吗

孕妈妈怀孕之后最好不要再使用普通的蚊香来驱蚊，也不要使用花露水来止痒。

普通蚊香里含有超细微粒，据研究，一盘蚊香燃烧释放出的微粒相当于 4~6 包香烟的量。超细微粒一旦被吸进肺里，短期内可能引发哮喘，出现呼吸困难、头痛、窒息、反胃等现象，因此孕妈妈最好不要用普通蚊香，可以使用蚊帐，或选用孕妈妈专用的蚊香片或蚊香液。

花露水中的主要成分为樟脑、薄荷脑、桉叶油、冰片、丁香油等。这些成分进入到孕妈妈体内不容易排出，且可能穿过胎盘屏障，影响胎宝宝的正常发育。孕妈妈最好不要使用。

感觉不到胎动是怎么回事

一般情况下，孕妈妈没有感受到胎动的原因可能有：其一，初次怀孕，感觉到胎动的时间要比曾经怀过孕的妈妈晚一些；其二，体形偏胖的孕妈妈要比体形苗条的孕妈妈感觉到胎动的时间晚一些；其三，有的孕妈妈可能不会辨别胎动，所以即使有胎动也不知道。

如果超过正常情况下初次胎动出现的时间很久，还是感觉不到胎动，就可能是胎宝宝有问题，需要向医生咨询。

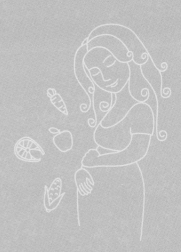

第八章

孕 8 月
通肠排胎毒

在怀孕的第 8 个月，属妊娠后期。此时，"儿九窍皆成"，胎儿的眼、耳、口、鼻等孔窍都形成了，主要靠手阳明大肠经来养。中医理论认为，在这段时间内，孕妈妈应当注意休息，不得劳累。另外，在饮食上要注意不吃味道特别腥膻的东西，并因人而异相应地调整饮食。

孕妈妈的身体变化

孕 8 月，孕妈妈下腹部更显凸出，子宫底高 27～29 厘米。将内脏向上推挤，心、肺、胃受到压迫，会感到呼吸困难，食欲缺乏。腰部更容易感到酸痛，下肢可出现水肿，静脉曲张。此时，是第二次孕吐出现的痛苦时期。

另外，由于孕妈妈腹部皮肤紧绷，皮下组织出现断裂现象，从而会产生紫红色的妊娠斑。下腹部、乳头四周及外阴部等处的皮肤有黑色素沉淀，妊娠褐斑也会非常明显。

胎儿的发育情况

孕 8 月，胎儿身长为 41～44 厘米，体重 1600～1800 克。胎儿身体发育已基本完成，肌肉发达，皮肤红润，皮下脂肪增厚，体形浑圆，脸部仍然布满皱纹。神经系统变得发达，对体外声音有反应。胎儿动作更活泼，力量更大，有时会踢母亲腹部。此时，胎儿已经基本具备在子宫外生活的能力，但孕妈妈仍需特别小心。

少食腥膻，胎儿官窍发育好

孕八月，中医理论认为此月主要养的是胎儿的官窍。官和窍，说得简单一些，就是人体机体上有特有的功能而又跟外界直接相通的器官，如耳、目、口、鼻和咽喉等。这些官窍大抵有着以下三种功能：

1 是人体内部与外界信息交换的通道，外界的各种变化会通过官窍影响到脏腑；脏腑的生理状态也会通过经络气血从官窍反映出来。

2 是人体内部与外界物质交换的门户。如，我们人体所需要的自然界清气及饮食物等，就是通过口鼻摄入体内；体内的浊气、大小便等代谢产物，则是通过口鼻、尿道以及肛门排出体外。

3 是邪气入侵或外出的通道。如导致人体生病的外邪之气，大多数就是通过口鼻入侵机体的，同样导致人机体不适的病邪，在很多的时候也是经过口鼻被驱逐出体外。

从上面的叙述中可以看出，官窍对于人体健康的重要性。由此可见，要想宝宝出生后聪明健康，在此月份，孕妈妈就要注重腹中胎儿官窍的生长发育，尽可能地为胎儿提供更好的生长发育环境。既然如此，孕妈妈该怎么做呢？

少食腥膻，就是孕妈妈在孕八月应该注重的要点。中医的"逐月养胎法"就明确地说到孕八月要"无食燥物"，这里所说的燥物，就是指腥膻的食物。何为腥膻之物，说得简单一些，就是有腥膻味道的食物。在日常的食物中，腥膻类的，主要有鱼类、贝壳类、鳖类以及羊肉等。

燥能生火。腥膻之物容易使孕妈妈上火，气血不能平静，容易使胎儿烦躁不安，从而影响官窍发育。

缓解水肿，冬瓜汤来帮忙

在这个月，由于胎儿的发育过快，胎儿长大，致使子宫变大，压迫静脉形成水肿，会给孕妈妈的身体带来不适。此时，建议孕妈妈除了要在日常生活中做到充分休息、注意保暖和选择合适的衣服外，还可以多食用一些利尿的食物来缓解。如冬瓜汤，就是较为不错的选择。

中医理论认为冬瓜味甘、淡，性微寒，具有清热解毒、利水消痰的作用。现代医学则认为冬瓜富含碳水化合物、蛋白质、脂肪、胡萝卜素以及多种维生素，对缓解孕妈妈妊娠水肿有很好的作用。

冬瓜汤

材料　冬瓜 250 克。

做法

1. 冬瓜去皮、去瓤，清洗干净切成片。
2. 放入锅中，加入 500 毫升的清水，大火烧开。
3. 转小火慢煮半个小时。

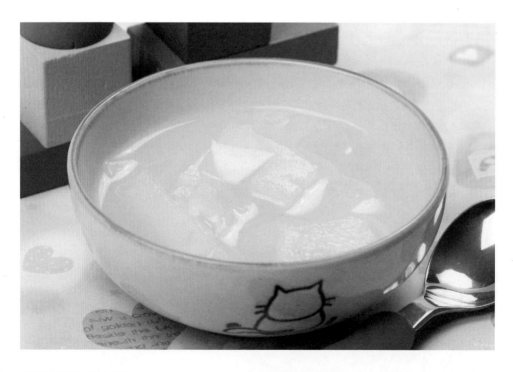

孕妈妈便秘不用愁，决明子可解忧

本月后期，随着腹中胎儿的不断长大，孕妈妈的肠道会明显地受到子宫的压迫，再加上腹壁肌肉薄弱，便秘变成了许多孕妈妈的困扰，甚至可能诱发痔疮出血。出现这种情况，不仅仅让孕妈妈感到苦恼，同样会对腹中胎儿的生长发育带来影响。

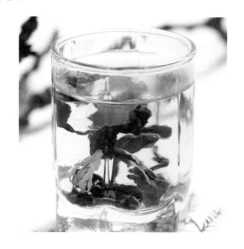

对出现这种症状的孕妈妈来说，除了选用开塞露等外治方法，还可以饮用决明子茶来润肠通便。具体的做法是，取炒熟的决明子10克，敲碎后用沸水冲泡，代茶饮用，每日一剂。

中医理论认为，孕妈妈在怀孕后期出现便秘，是因为气血不足以滋润肠道，肠液干涸、推动无力，故而排便艰涩。决明子味苦、甘、咸，性微寒，入肝、肾、大肠经，有很好的润肠通便功效，极适于孕后期大便艰涩、心烦急躁、舌红苔黄的孕妈妈使用。

饮食因人而异，孕妈妈胎儿更健康

怀孕到了第8个月份，腹中的胎儿已经日趋成熟。

那么，孕妈妈该不该进补呢？

这就需要因人而异了。一般来说，如果孕妈妈在怀孕后，体重增加得较为明显，这个时候，在饮食上就应有所控制，不要再去食用大鱼大肉类的食物，而是应该吃一些较为清淡的食物，如绿色蔬菜。不然，不仅会使得孕妈妈吸收了更多的营养，还会增加巨大儿出现的概率，给生产造成困难。

若孕妈妈体重在怀孕前后并没有什么明显的变化，就不需要太过于顾忌，可以适当地进补，吃一些营养品，不但能有效地给孕妈妈补充营养，为将来生产时做好身体能量的积蓄，同样还可以为腹中胎儿的生长发育提供充足的营养滋养，让胎儿得到更好的生长和发育。

> 小贴士
>
> 巨大儿，指体重大于或等于4千克的新生儿。出现巨大儿，对母体和胎儿都会带来巨大的危害，其中最为直接的就是难产。因此，在这儿提醒孕妈妈，孕期虽然要进补，但是要科学地进补，控制好自我的体重，以免巨大儿出现。

吃 5 种食物，有助于清胎毒

"胎毒"，说到这个词，或许会让许多的孕妈妈脑袋痛，也感到困惑。因为，在现实的生活中，常常会听到宝宝在出生后，因为带有"胎毒"而出现各种皮肤变态反应，如疮疖、疥癣、痘疹等症状。没有哪位母亲愿意看到孩子出生后，会受到这些症状的折磨。那么，胎毒到底指的是什么，又怎么能够避免呢？

所谓的胎毒，是传统中医的说法，是指孕妈妈在怀孕期间在饮食上不怎么注意，如吃多了大鱼大肉、过量的辛辣和煎炸食物，加重了体内热气，以至于传给了胎儿。说白了，就是孕妈妈在怀孕期间，体内的火气过盛。原因找出来了，解决的方法就自然而然地出现，那就是要求孕妈妈在怀孕期间少吃一点上火的东西。除此之外，孕妈妈在孕八月适量地食用以下的 5 种食物，不但可以有助于清除胎毒，还对于孕妈妈的身体来说是一种滋补。

1
白莲须煲鸡蛋

白莲须，其味甘、涩，性平，有清心、益肾、涩精的作用，是一种常见中药而且很便宜。用它跟鸡蛋一起煮，就像是平常炖鸡一样，炖煮的时间稍微长一点，再放点糖食用，有较好的清除胎毒的作用。不过，要提醒的是，不要多吃，适可而止。

2
茉莉花煲鸡蛋

茉莉花，其味辛、甘，性温，具有清肝明目、生津止渴的功效。冰糖有润肺、清热毒的作用。用晒干的茉莉花，加两碗水，同鸡蛋一起放在锅里煮。待鸡蛋熟后，再放入适量的冰糖，溶解后食用，也可以清除胎毒。

3
黄连

黄连，其味苦，性寒，归心、肝、胃、大肠经，具有清热燥湿、泻火解毒的作用。但孕妈妈应在有资质的中医师指导下服用。

4
绿豆
煲老鸽

用绿豆煲老鸽，让孕妈妈喝汤，是我国传统的清除胎毒的经验食疗方。其做法是，取绿豆一碗，老鸽子一只，加水煲两个小时后服用。在孕八月后，每周一次，或每两周一次，就可以有效地清除胎毒。

5
莲蓬
煮鸡蛋

莲蓬，中医理论认为其有清热解暑、补脾益肾、养神、清热去火的功效。根据莲蓬的这一特性，人们就用莲蓬煮鸡蛋，让孕妈妈食用来清除胎毒。具体的做法是：取三个莲蓬，洗净放 4~6 碗水煮半小时，放进已熟的鸡蛋再煮大约 50 分钟，再放一点冰糖，待融化后饮用。

莲蓬煮鸡蛋，不仅可清除胎毒，还能减少孕妈妈生产时的痛苦。可以说是孕妈妈在孕期不可多得的食物，但需要提醒的是，莲蓬性寒，食用时也要适可而止。

防止羊水过多出现胎位不正

羊水，具有保护胎儿，避免其直接受到损伤，防止胎体粘连，保持宫腔的恒温与恒压，有利于胎儿活动的功用。因为羊水来源于母体血浆、通过胎膜进入羊膜腔的漏出液及胎儿尿液，羊膜又在不断吸收羊水，胎儿不时吞咽羊水，所以羊水是在不断进行交换，并保持相对稳定的。当羊水量超过 2000 毫升，则称为羊水过多。

羊水过多，在中医上早就有所认知，被称作"胎水肿满"或者"子满"，并认为是由于脾虚不能运化体内的水分，或气机不通畅，打破了羊水产生和吸收的平衡，造成羊水的产生大于吸收，越积越多。在治疗上，所遵循的原则为健脾祛湿。

为了防止羊水过多，在此月份孕妈妈可以适当地饮用"鲤鱼汤"来调治。

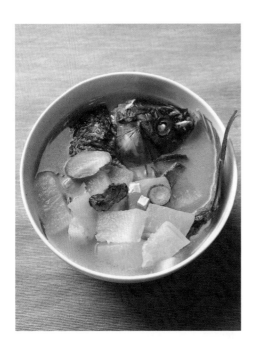

鲤鱼汤

材料 鲤鱼1条，白术15g，陈皮6g，茯苓15g，当归12g，白芍12g，生姜6g，冬瓜250克。

做法 去内脏，加煎浓汤。

用法 去药材，饮汤吃鱼。

中医理论认为，鲤鱼肉具有补脾健胃、利水消肿的功能，而白术、茯苓、生姜、陈皮具有健脾理气的功用，配合当归、白芍养血安胎，可达到利水而不伤胎的双重功效。此药膳方是记载于《备急千金要方》的经验方。

除食用鲤鱼汤外，孕妈妈适当地饮用冬瓜皮汤，或者白扁豆、红豆煎水代茶饮，同样有利于利水以减少羊水量。不过在这儿需要提醒的是，对于出现羊水急速增多或减少的异常症状者，不适宜用上述的食疗方调治，应及时就医。

孕妈妈一周饮食方案

	早餐	加餐	午餐	加餐	晚餐
第1天	面包 牛奶	苹果 蛋羹	米饭 百合拌金针菇 清蒸鲤鱼 紫菜鸡蛋汤	酸奶	清炒西葫芦 牛肉荞麦面
第2天	小笼包 红豆豆浆	牛奶 苹果	米饭 土豆烧排骨 清炒西芹 鸭血豆腐汤	鸡蛋羹	花卷 凉拌海带丝 鲫鱼萝卜汤
第3天	菠菜鸡蛋饼 荞麦糙米粥	酸奶	米饭 青红丁烩玉米 番茄烧牛肉 丝瓜汤	香蕉	烧饼 鱼香茄子
第4天	虾仁馄饨 煮鸡蛋	银耳红枣	米饭 拍黄瓜 辣炒黄鳝丝 小白菜豆腐汤	蛋糕 牛奶	花卷 清炒莴笋丝 虾皮南瓜汤
第5天	三明治 牛奶	酸奶水果沙拉	二米饭 糖醋藕片 肉末烧豆腐 柿子椒南瓜丝	红糖发糕	肉丝炒面 菠菜猪肝汤
第6天	芋头芝麻粥 煮鸡蛋	橘子 粗粮饼干	米饭 清蒸三文鱼 金针菇炒鸡丝 海带豆腐汤	牛奶荷包蛋	芝麻红薯饼 拔丝香蕉
第7天	玉米发糕 豆浆	香蕉 酸奶	米饭 白菜炒木耳 玉米菜花汤	猕猴桃	三鲜蒸饺 玉米渣粥

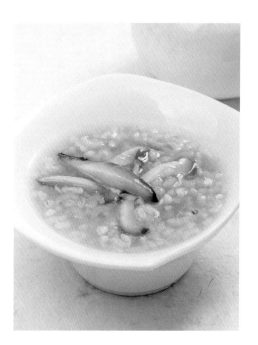

荞麦香菇粥

材料 大米 50 克，荞麦、香菇各 30 克。

做法

1. 香菇浸入水中，泡发，切成丝。
2. 大米和荞麦分别淘洗干净，放入锅中，加适量清水，用大火煮开，沸腾后放入香菇丝，转小火，慢慢熬制成粥。

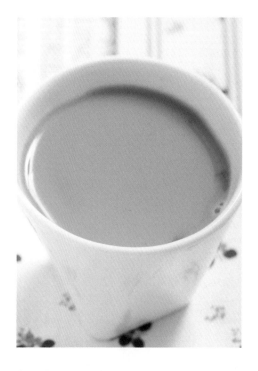

芝麻黑米豆浆

材料 黑豆 60 克，黑米 20 克，花生仁、黑芝麻各 10 克。

调料 白糖 15 克。

做法

1. 黑豆用水浸泡 10~12 小时，洗净；黑米淘洗干净，用清水浸泡 2 小时；花生仁洗净；黑芝麻洗净，沥干水分，擀碎。
2. 把花生仁、黑芝麻、黑豆和黑米一同倒入全自动豆浆机中，加水至上、下水位线之间，煮至豆浆机提示豆浆做好，加白糖调味即可。

鲜果凉面

材料 猕猴桃 2 个，火龙果 1 个，芒果半个，白煮蛋 1 个，熟荞麦面 200 克，海苔片，柴鱼适量。

调料 柠檬汁、酱油、黑胡椒各适量。

做法

1. 猕猴桃、火龙果、芒果去皮、切块；海苔片剪成细丝状。

2. 将荞麦面条煮熟，入冰水漂凉沥干，装盘备用；白煮蛋捏碎。

3. 将调味料放入碗中，拌匀；将水果、白煮蛋与酱料拌匀，淋在面上，再撒上柴鱼、海苔丝即可。

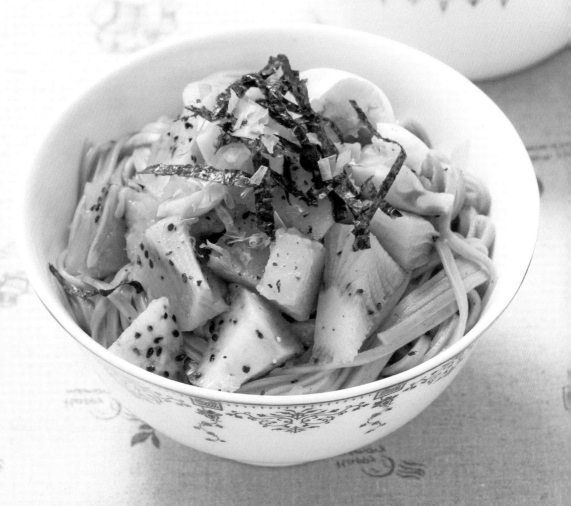

芋头烧鸭

材料 鸭子 400 克，净芋头 100 克。

调料 葱段、姜片、蒜瓣各 10 克，盐、料酒、白糖各 5 克，老抽 15 克，大料 2 个，胡椒粉、味精各少许。

做法

1. 鸭子洗净剁成块。

2. 锅内放适量冷水，放入鸭块、姜片和少许料酒，烧开后捞出洗净；芋头蒸熟后去皮切块。

3. 锅内放油，烧至五成热，加大料、葱段、蒜瓣爆香，倒入鸭块，加老抽、料酒、胡椒粉、白糖和盐翻炒，倒水烧开后，改为小火炖 30 分钟，加入芋头块，焖至入味后加味精调味即可。

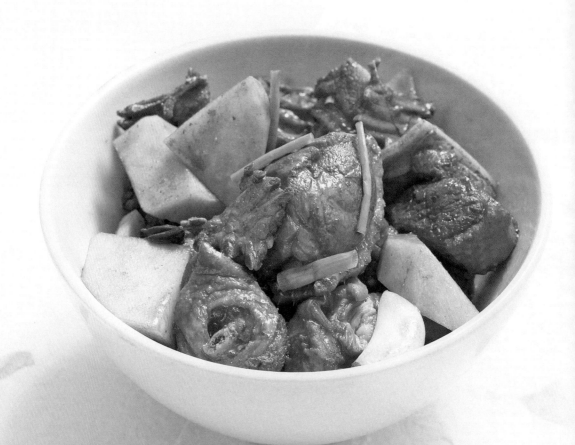

草菇烩豆腐

材料 草菇、豆腐各200克，豌豆20克。

调料 葱末、姜末、盐各3克，水淀粉适量。

做法

1. 草菇洗净，对切成两半；豆腐切小块，豌豆洗净。

2. 油锅烧热，爆香葱末、姜末，倒草菇，放豆腐块，烧至入味，放豌豆略炖至熟后，加盐，用水淀粉勾芡即可。

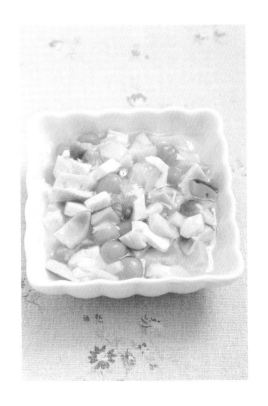

山药木耳炒莴笋

材料 莴笋200克，山药、水发木耳各50克。

调料 葱丝3克，盐2克。

做法

1. 莴笋去皮，切片；木耳洗净，撕小朵；山药洗净去皮，切片。

2. 山药片和木耳分别焯烫，捞出。

3. 锅内倒油烧热，爆香葱丝，倒入莴笋片、木耳、山药片炒熟，放盐调味即可。

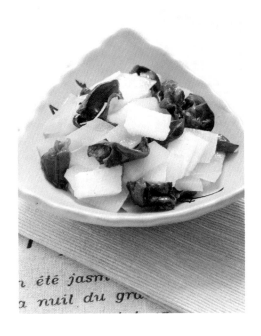

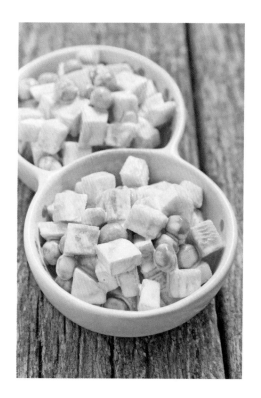

南瓜沙拉

材料 南瓜 300 克，胡萝卜 50 克，豌豆 30 克。

调料 沙拉酱 20 克，盐 3 克。

做法

1. 南瓜去皮洗净，去瓤，切成丁；胡萝卜洗净削皮，切成丁。
2. 锅置火上，加清水烧沸，将南瓜、胡萝卜和豌豆下沸水煮熟后捞出，晾凉。
3. 将南瓜丁、胡萝卜丁、豌豆盛入碗中，加入沙拉酱、盐拌匀即可。

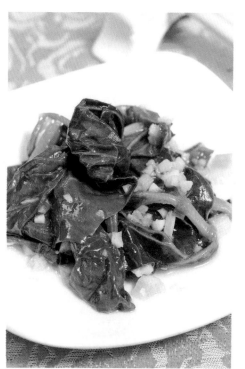

蒜蓉苋菜

材料 苋菜 400 克。

调料 蒜末 10 克，盐 2 克。

做法

1. 苋菜洗净切段。
2. 锅置火上，倒油烧至六成热，下 5 克蒜末爆香，倒入苋菜，加盐翻炒。
3. 待到苋菜出汤时，加剩下的 5 克蒜末，翻炒均匀出锅即可。

应积极预防早产

在孕八月的时候，孕妈妈对于自身的饮食和起居要格外重视，以免给自身或者腹中胎儿的生长发育带来影响，一旦真的出现早产，就悔之晚矣。那么，孕妈妈在这这个月应该怎么做呢？

1.孕妈妈要保证充足的睡眠，上班族孕妈妈还要注意工作强度，适时休息，不要给自己太大的压力。

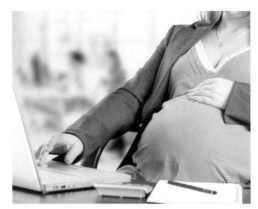

2.孕妈妈需要调整性生活，且不要异常扭动身体，突然改变体位或进行其他动作幅度较大的运动。

3.孕妈妈不要进行长时间的逛街、远行等；家里擦地板不要使用肥皂水，更不宜在刚擦完的地板上走动。要穿舒适、防滑的鞋子。

4.孕妈妈在下楼梯或者行走在不平的道路上时要注意安全。如果适逢雨雪天气，最好不要外出。

5.遵医嘱，认真做好孕期各项检查。

哪些情况下孕妈妈容易早产

有以下情况的孕妈妈，尤其要注意预防早产的发生。

1.本身曾有早产病史。

2.怀多胞胎。

3.孕期经常有阴道出血症状。

4.患有糖尿病、高血压，甚至妊娠高血压综合征。

5.工作量大，或是体力、精神压力负荷大。

6.怀孕间隔太密（一般是指产后半年内再孕）。

7.吸烟或被动吸烟，酗酒，有流产史，有子宫畸形、妊娠期母体感染疾病等。

8.营养状态不佳，有精神创伤，孕期性生活不当。

如果孕妈妈属于以上情形中的1种或几种，那么建议孕妈妈从现在开始多注意休息并观察子宫收缩的次数，必要时尽早住院治疗。

尿频，属妊娠期正常生理现象

在这个月份，不少孕妈妈会出现不同程度的尿频。虽说在怀孕后就有许多的孕妈妈有这种症状，但是在此月会变得更为频繁。可能有的孕妈妈担心，是不是自己的身体健康出现了什么问题，更担心会不会影响到腹中的胎儿。其实，孕妈妈出现这种症状，如果不太严重，且排尿时无疼痛或烧灼感，就不要过于紧张，这属于妊娠期正常现象。出现这种症状的主要原因在于：

其一，孕妈妈腹中的胎儿在不断地生长发育，子宫在逐渐增大，压迫到膀胱，导致与排尿相关的盆骨底肌群受到伤害。

其二，孕妈妈在此时为生产积极储备血液，体内的血液比平常要多 1.5 倍。人体的尿液多为血液中的废弃物，血液量的变化也导致了尿液变多，出现尿频。

在妊娠期出现的尿频，产后多会恢复。不过，在这儿需要提醒的是，如果尿频严重，或出现上面说的伴有疼痛或烧灼感，就应当及时就医，千万不可自行服药治疗。

孕妈妈肚皮痒怎么办

怀孕后，由于体内激素的改变，孕妈妈的皮肤变得敏感，局部或全身容易出现瘙痒等不适。据统计，约有 20% 的孕妈妈在孕期会面临皮肤瘙痒的烦恼。如果瘙痒情况不严重，孕妈妈可不必理会，待分娩后，痒感会自动消失。若情况严重，令孕妈妈坐卧难安，应引起注意，及时到医院检查，排除因感染病毒而引起的皮肤病。

另外，瘙痒时应避免用手抓，以免刮伤皮肤造成感染。可在皮肤上轻轻按摩或用温水擦洗，还可尝试用薄荷水、芦荟水涂抹，来帮助减轻症状。

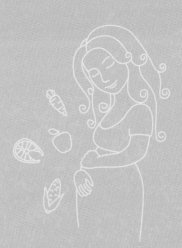

第九章

孕9月

补肾防早产

孕9月，胎儿主要依靠足少阴肾经来滋养。孕妈妈在饮食上要注重营养均衡，还应多食用一些滋补肾脏的食物。肾"其华在发，其充在骨"，可见，多食用一些滋补养肾的食物，有利于胎儿骨骼的强壮以及毛发的生长。

孕妈妈的身体变化

孕9月，孕妈妈肚子越来越大，子宫底高30～32厘米。子宫增大，导致胃、肺与心脏受压迫，所以会感到心中闷热，不想进食，心跳，气喘加剧，呼吸困难。

孕妈妈有时腹部会发硬、紧张，此时应平躺休息。分泌物还会增加，排尿次数增多，而且排尿后仍有尿意。

胎儿的发育情况

孕9月，胎儿身长为47～48厘米，体重2400～2700克。此时，胎儿的脸、胸、腹、手、足等处的胎毛逐渐稀疏，皮肤呈粉红色，皱纹消失，指甲也长至指尖处。男婴的睾丸下降至阴囊中，女婴的大阴唇开始发育，内脏功能完全，肺部机能调整完成，可适应子宫外的生活。

饮食均衡依然重要

到了孕晚期，随着胎儿的生长发育和预产期的渐渐临近，孕妈妈更应该注重合理饮食，讲究营养均衡，不仅要多吃一些营养价值高的食物，还要注重摄取各种营养。

孕妈妈要注重饮食的多样化和搭配，这样才能使孕妈妈获得多方面的营养成分，有利自己的健康和胎儿的生长发育。在制作菜肴时，孕妈妈可以依食材寒凉与温热性质的不同互相搭配，如做馅或炒菜时白菜配韭菜、茴香，或者韭菜配菠菜、辣椒配苦瓜、茄子加蒜等，都是很好的搭配，寒温结合，不使受损，而且营养全面平衡，有利于人体健康。

除了讲究依食材性质进行搭配之外，孕妈妈在饮食上还可以混吃搭配，以起到同时吸收多种营养素的作用。例如，用土豆炖牛肉，既可以减少牛肉的油腻，又可以同时获得土豆和牛肉中的营养；蒸玉米面馍时加入黄豆面，可同时获得玉米、黄豆两种食物的营养，味道和质地也大为改善；蒸大米饭加上绿豆或红豆，以及大米、小米二米粥、豆稀饭、白面与玉米面发酵后蒸丝糕，都是很好的搭配，可以同时获得多种营养成分。

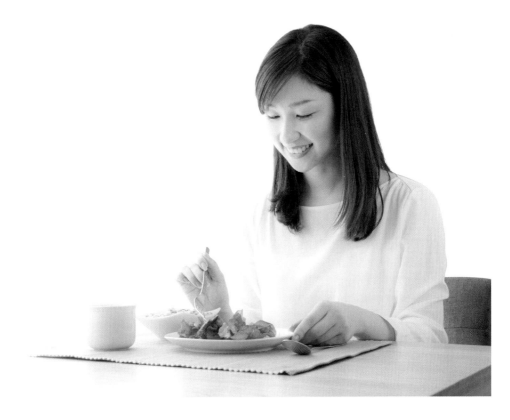

多吃点黑色食物，益肾养血助生产

中医理论中有"五色入五脏"的说法，在"逐月养胎法"中认为，此月份是胎儿骨骼发育成长的关键期，主要靠足少阴肾经来滋养。因而，孕妈妈可以多食用一些黑色的养肾食物。一般来说，适合孕晚期养肾的黑色食物主要有下面几种。

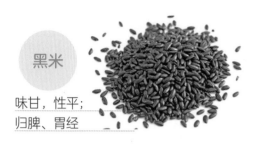

黑米

味甘，性平；
归脾、胃经

中医理论认为其有开胃、健脾、暖肝、明目、活血等功效，再加上它最适于孕妈妈、产妇等补血之用，又称"月米""补血米"等。现代营养学研究发现：黑米富含十七种氨基酸，其中赖氨酸、精氨酸含量是白米的3倍；铁含量更是普通米的6倍，可以很好地补血。在孕晚期，孕妈妈可以采用煮粥的方式食用。

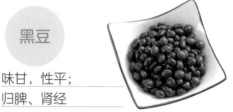

黑豆

味甘，性平；
归脾、肾经

因其形状像肾，又有"肾豆"之称。中医理论认为它有补肾强身、活血利水、解毒、润肤的功效。现代医学研究表明，黑豆蛋白质含量高达36%–40%，相当于肉类的2倍、鸡蛋的3倍、牛奶的12倍，常食黑豆，能软化血管，滋润皮肤，延缓衰老。

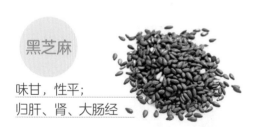

黑芝麻

味甘，性平；
归肝、肾、大肠经

有补肝肾、润五脏的作用。对于因为肝肾精血不足引起的眩晕、白发、脱发、腰膝酸软、肠燥便秘等有较好的食疗保健作用。黑芝麻不易消化，孕晚期的孕妈妈可以选择喝黑芝麻糊，或者是把黑芝麻研成粉做汤圆馅等来食用。

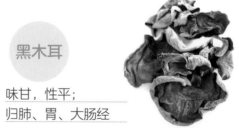

黑木耳

味甘，性平；
归肺、胃、大肠经

具有补气补肾、凉血止血等功效。在中医临床中常用于治疗崩中漏下、痔疮出血、高血压、血管硬化、体虚、便秘等病症。孕晚期食用黑木耳，可炒、烧、烩、炖，既可作为主料成菜，也可作为冬瓜汤、鸡汤等汤菜中的辅料。

喝水别"牛饮"

水是人体必需的营养物质，占人体体重的大部分。它能够参与人体其他物质的运载和代谢，调节身体内各组织间的功能，并有助于体温的调节。孕妈妈和胎儿都需要水分，所以孕期的需水量比孕前会明显增加，孕妈妈每天必须从饮食、饮水中获得足够的水分。尽管喝水对调节代谢非常重要，但也不要一口气猛喝，把胃撑满反而会引起不适感。

需要提醒的是，孕妈妈不能觉得渴了才喝水，有时不渴也要喝水，如果等渴了再喝水说明体内已经缺水，孕妈妈喝水应该以不缺水、不过多喝水为宜。

少量多餐，缓解胃部不适

孕晚期由于胎儿增长，子宫压迫胃部，胃的容量也因此受到限制，致使消化能力减弱，如果一次吃得太多，胃部就可能会消化不良或感到有灼烧感，尤其在晚上，胃灼热会很难受，甚至影响睡眠。

为了缓解胃部的压力，孕妈妈应该以"少吃多餐"取代"一日三餐"，定好食物摄入量，每天分几次吃，每次吃得少一点。孕妈妈可以在早餐、午餐之后的两个小时分别加吃点心。不过应尽量使早、中、晚餐的摄入比例保持在30%、40%、30%。

此外，这时期的膳食应选择体积小、营养价值高的食物，如动物性食品等，减少营养价值低而体积大的食物，如马铃薯、甘薯等。

> **小贴士**
>
> 孕晚期有些孕妈妈会再度发生食欲缺乏、妊娠呕吐的情况。如不及时纠正，就会造成胎儿营养障碍。被恶心呕吐所困的孕妈妈最好能在正餐之间吃些小吃和点心，如牛奶、面包、饼干等。

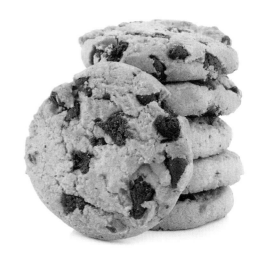

孕妈妈一周饮食方案

	早餐	加餐	午餐	加餐	晚餐
第1天	鸡蛋饼 皮蛋瘦肉粥	牛奶 开心果	米饭 板栗鲜笋肉 冬瓜蛤蜊汤	猕猴桃	青菜牛肉面 蒜泥茄子
第2天	黑米红枣粥 煮鸡蛋	燕麦粥 香蕉	米饭 红烧狮子头 清炒圆白菜 番茄蛋花汤	酸奶	鸡蛋西红柿面 香菇油菜
第3天	玉米发糕 牛奶	饼干 豆浆	二米饭 葱烧海参 山药炒木耳 萝卜排骨汤	水果沙拉	肉炒饼 炒豆芽 蛋花汤
第4天	生煎包 核桃豆浆	酸奶 核桃	米饭 蒜蓉空心菜 番茄烧牛肉 虾皮冬瓜汤	西瓜 粗粮饼干	红豆紫米粥 肉夹馍
第5天	黑芝麻山药羹 煮鸡蛋	紫薯饼	紫米饭 腰果青椒鸡肉 紫菜虾仁汤	草莓 牛奶	米饭 蘑菇炒青菜 紫菜虾皮汤
第6天	紫薯馒头 小米粥	香蕉	米饭 猪肝炒青椒 蘑菇炒青菜 清炖鲫鱼	酸奶 腰果	花卷 韭菜烧平菇 南瓜粥
第7天	牛奶燕麦粥 小笼包	蔬菜沙拉	米饭 海米油菜 黑豆煲鲤鱼	面包片 牛奶	馅饼 红枣枸杞粥

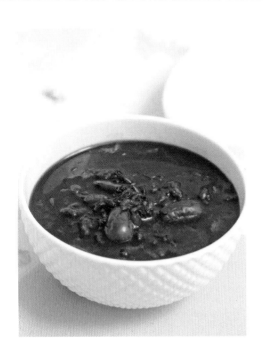

黑米红枣粥

材料 黑米、糯米各 50 克，红枣 20 克。

调料 红糖适量。

做法

1. 将黑米洗净，用清水浸泡 3 小时；糯米洗净，用清水浸泡 1 小时。

2. 红枣洗净，用清水浸泡 30 分钟。

3. 锅中加适量清水，倒入泡好的黑米、糯米、泡米水和红枣大火煮沸，改小火熬煮成粥，加适量红糖调味即可。

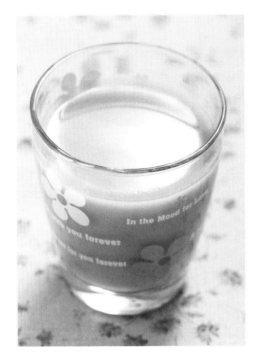

木耳黑米豆浆

材料 黄豆 50 克，黑米、泡发黑木耳各 20 克。

做法

1 黄豆用清水浸泡 8~12 小时，洗净；黑木耳去蒂，洗净，切碎；黑米淘洗干净，用清水浸泡 2 小时。

2 将上述食材一同倒入全自动豆浆机中，加水至上、下水位线之间，按下"豆浆"键，煮至豆浆机提示豆浆做好即可。

黄花木耳炒鸡蛋

材料　水发木耳 100 克，水发黄花 50 克，鸡蛋 2 个。

调料　葱末、姜末、盐各 3 克，生抽 5 克，味精、香油各少许。

做法

1. 木耳洗净，撕成小朵；黄花去根部，冲洗干净；鸡蛋打成蛋液。

2. 锅置火上，倒入油烧至五成热，将蛋液炒熟后盛出。

3. 锅内倒入油烧热，下葱末、姜末爆香，倒入木耳和黄花翻炒，加入盐、生抽，翻炒至熟时，倒入鸡蛋块，点味精、香油，翻炒均匀即可。

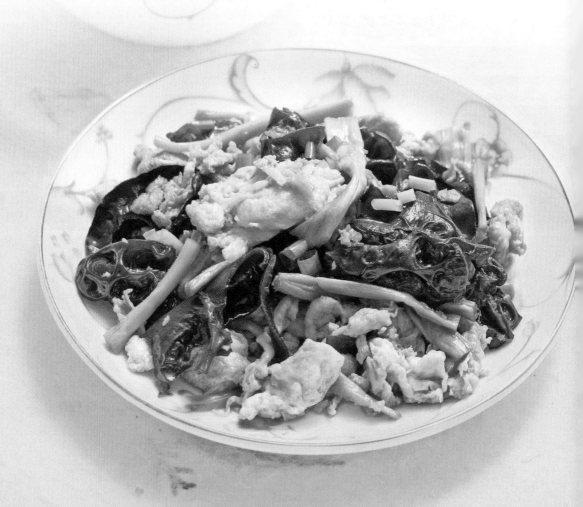

魔芋烧鸭

材料　鸭肉 400 克，魔芋 200 克。

调料　葱段、姜片、蒜片各 5 克，料酒、水淀粉、豆瓣酱各 20 克。

做法

1. 鸭肉洗净、切块，魔芋洗净、切块，将两者分别入沸水中烫后捞出。
2. 锅内倒油烧热，放入鸭块炒成浅黄色，盛出。
3. 锅底留油烧热，炒香豆瓣酱，加适量水烧沸，放入鸭块和魔芋块、葱段、姜片、蒜片、料酒，中火煮烂，用水淀粉勾芡即可。

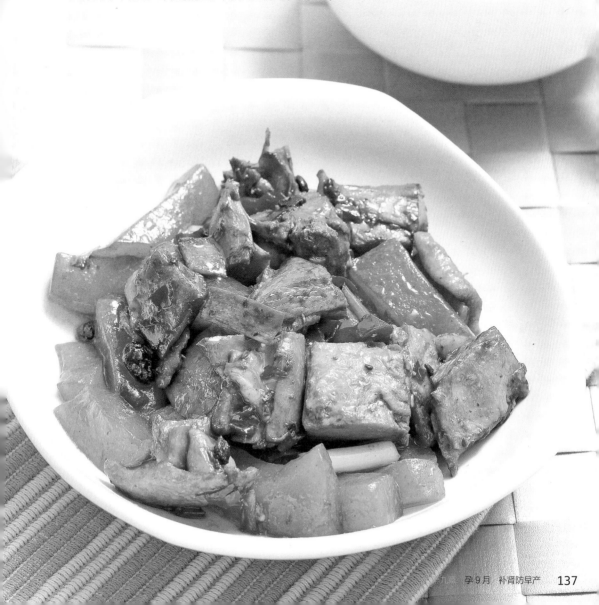

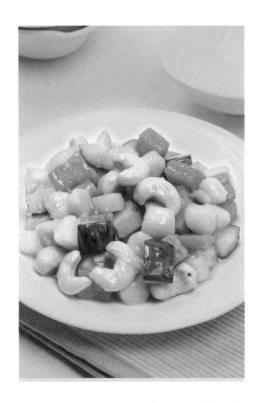

腰果鲜贝

材料 扇贝肉 200 克，熟腰果 30 克，熟胡萝卜丁、黄瓜丁各 20 克。

调料 姜片、料酒各 5 克，盐 3 克，水淀粉适量。

做法

1 扇贝肉加料酒和盐腌渍，焯熟。

2 油锅烧热，爆香姜片，倒扇贝丁、胡萝卜丁和黄瓜丁煸炒，加盐、熟腰果炒匀，水淀粉勾芡即可。

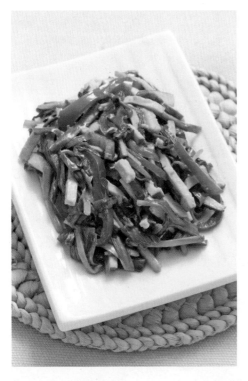

香干炒韭菜

材料 韭菜 150 克，香干 100 克，红椒 50 克。

调料 姜丝、盐、酱油各 3 克。

做法

1. 韭菜择洗干净，切成段；香干切成长条；红椒切丝。

2. 油锅烧热，爆香姜丝，放香干条、红椒丝、酱油翻炒，倒韭菜段、盐，炒熟即可。

冬瓜蛤蜊汤

材料 蛤蜊 50 克，冬瓜 400 克，豆芽 50 克。

调料 葱花、姜丝、香菜末、胡椒粉、食盐各适量。

做法

1. 蛤蜊倒入淡盐水中浸泡 45 分钟，捞出洗净；冬瓜去皮、去瓤、洗净，切块。

2. 锅入油烧热，下葱花和姜丝炝锅，然后倒入冬瓜块翻炒片刻。

3. 锅中加适量清水，大火煮沸后倒入蛤蜊、豆芽，加适量胡椒粉和盐调味，煮沸后撒入香菜末即可。

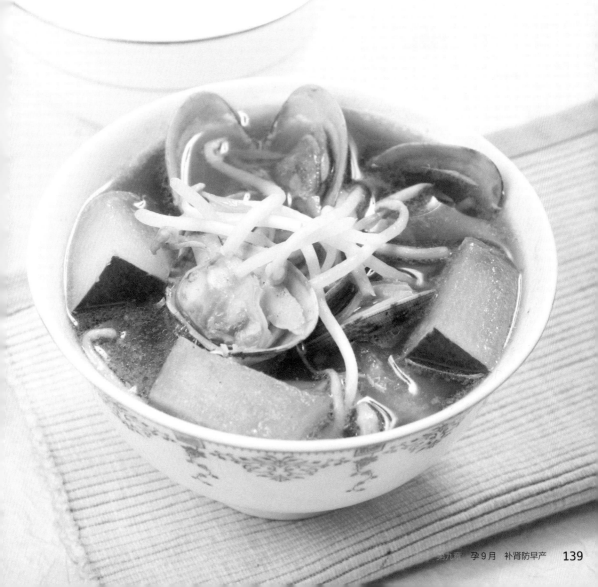

减少令人尴尬的漏尿

有的孕妈妈到了孕晚期会发现，大笑、打喷嚏、咳嗽、弯腰时常常有少量尿液流出，有时刚上完厕所就发生漏尿。这是因为骨盆肌肉、括约肌都变得松弛了，而子宫对膀胱的挤压更严重导致的。虽然说，在孕后期出现漏尿可能难以避免，但孕妈妈也可以适当采取以下的一些方法来缓解。

1.控制饮水和避免吃利尿的食物，如西瓜、蛤蜊、茯苓、冬瓜等。

2.不要憋尿，该去厕所的时候就去厕所，尿液的积留很容易引起膀胱炎。即使没有尿意，最好在间隔一定时间后也去厕所排尿。

3.预防性地在内裤里垫些消毒卫生纸，建议不要用护垫，护垫吸水量小，可能起不了多大的作用，而且透气性差，不舒服。

此外，还可以做提肛运动。提肛运动可以锻炼括约肌和骨盆肌肉，从而起到增强其弹性、减轻漏尿的效果。具体的方法是：在吸气时将肛门向上提，呼气时放松，接着再往上提，一提一松，反复进行。每次做提肛运动50次左右，持续3~5分钟即可。

在提肛运动的时候，站、坐、行均可。

会阴按摩降低分娩之伤

在临床中有这样一种现象，那就是首次顺产的孕妈妈，85%左右会出现会阴损伤，其中2/3需要缝合。也就是说，在大多数情况下，一些选择自然分娩的孕妈妈，最终还是难免会挨一刀侧切。这种侧切，是医生为了避免产妇会阴撕裂而做的选择，和剖宫产相比，侧切伤口虽然要小很多，但也是一种损伤，如果在孕后期学会按摩会阴，可起到增加会阴部肌肉的柔韧性和弹性的效果，进而就有可能减少侧切的概率。

学会自我调整，舒缓产前精神压力

中医理论中的"逐月养胎法"在说到孕九月的时候，提到孕妈妈要"缓带自持"。什么意思呢？仅从字面来看，就是要让孕妈妈穿舒服宽松的衣服，并处事稳定，别慌张。其实，这句话还有另一层含义，那就是因为离生产期不远了，不少孕妈妈会在精神上感到紧张，产生焦虑。这些对于生产是不利的。

其实，孕妈妈应该明白你所担心的事情不过是幻想出来的，并不是事实，将来是否会变成事实也不是现在担心就能解决得了的，所以要尽量放宽心，享受现在的生活。可以多去外面散步、适当运动，以提高身心的自我调节能力。

除了孕妈妈自身外，另一半也要对孕妈妈进行开导，尤其是要抽出更多的时间来陪孕妈妈，以打消她心中"身材走样，老公变心"之类的忧虑，和她一起学习分娩知识，减少孕妈妈对分娩的恐惧。

孕妈妈呼吸不畅如何缓解

越接近孕晚期，孕妈妈越感觉呼吸比较困难，此时若爬楼梯或多走几步路就感觉喘不上气来。这是孕期的正常反应，孕妈妈不要过于担心。造成孕妈妈气喘的原因，往往是增大的子宫往上顶压腹部膈肌，减少了胸廓的体积，从而使孕妈妈时而呼吸短促，甚至有窒息感。

孕妈妈出现短暂的气喘，不必就诊，只要注意休息，减少体力消耗，就可以有效避免和缓解症状。若出现严重的呼吸困难，则应去医院就诊。

发生脐带绕颈别慌张

一般孕早期和孕中期，胎宝宝较小，脐带发生打结或绕颈会随着胎宝宝的活动打开。而如果在孕晚期脐带发生打结、绕颈、受压或脱垂等，脐带血管中的血液被阻断，便会影响胎宝宝正常的生长发育，甚至可能危及胎宝宝生命，务必要引起足够的重视。

如果发生脐带绕颈，孕妈妈别慌张，建议做好以下几点，将胎宝宝的危险降到最低。

1.密切监测胎动次数，如果每小时胎动都少于3次，或胎动过于频繁时，孕妈妈应提高警惕，及时到医院进行检查和处理。

2.孕晚期如果孕妈妈活动过多，胎宝宝也会跟着处于兴奋状态，脐带容易绕得更紧。因此，孕妈妈应保持足够的休息，养成良好的睡眠习惯。

3.给胎宝宝播放节奏舒缓的优美乐曲，如钢琴曲、萨克斯、乡村音乐等，或轻声地给胎宝宝讲故事，能避免胎宝宝在腹内活动过于猛烈。

脐带绕颈可以顺产吗

脐带绕颈不一定要剖宫产。如果脐带绕颈不紧，有足够的长度，胎宝宝其他一切指标都很正常，是可以自然分娩的。孕妈妈要做好产前检查，根据胎宝宝的入盆情况、羊水情况、胎位和胎盘的质量，在医生的指导下选择分娩方式。如果脐带绕颈圈数多且紧，如绕颈3周以上，胎头不下降或胎心异常，最好选择剖宫产。

孕晚期经常腹胀怎么办

孕晚期腹胀有可能是消化系统疾患引起，也有可能是外界各种刺激引起的子宫收缩，这些刺激包括身体疲劳、精神紧张等。一般孕妈妈容易在晚上感觉腹胀，多是疲劳导致的，这时孕妈妈一定要早点休息。早上醒来时感觉腹胀，孕妈妈不要着急起床，稍微休息一下，再起床。如果孕妈妈休息了1~2个小时，腹胀依然得不到缓解，则应去医院检查。

为了减少腹胀的发生，孕妈妈平时还要注意饮食保健，如少食多餐、细嚼慢咽、不吃易产气的食物、多补充纤维素和水分。

孕晚期胎动减少正常吗

孕晚期，尤其是孕九月以后，胎动会减少，有时候胎宝宝甚至一天都动不了几次。孕妈妈不必担心，这是正常的。因为在孕晚期，胎宝宝个头长大了，肢体只能弯曲，子宫没有多余的位置让胎宝宝活动了，因此，胎动强度会明显地逐渐减弱，胎动次数也会相应地减少。正常情况下，早、午、晚胎动的三次平均数为5~10次，少于5次就不正常了。虽然胎动次数减少了，不过孕妈妈应该坚持数胎动，以便胎儿出现问题能够早发现。

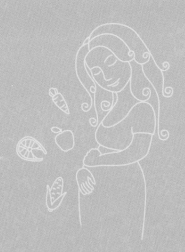

第十章 •

孕10月
补气助生产

在怀孕的第10个月，"五脏俱备，六腑齐通，纳天地气于丹田，故使关节人神皆备，但俟时而生"。在这个阶段，孕妈妈所要做的，就是积极地储备体力，补足血气，并调整自我的情绪，为胎儿的分娩做好充足的准备。

孕妈妈的身体变化

孕10月，胎儿身长已长至50~51厘米，体重2900~3400克。皮下脂肪继续增厚，体形圆润。另因为胎儿的身长约为头的4倍，正常情况下头部嵌于母体骨盆之内，活动力比较受限。

胎儿的发育情况

孕10月，胎宝宝身长48~50厘米，体重达3000克左右，胎宝宝的皮下脂肪继续增厚，身体显得更加光滑，皮肤没有皱纹，且呈现淡红色。头盖骨变硬，指甲也长到超出手指。呼吸、消化、泌尿等器官已全部形成，胎儿的脑和内脏更加健全，已完全具备生活在母体之外的条件。正常情况下，胎宝宝头部已经嵌入孕妈妈的骨盆之内，身体的位置稍有下降，活动比较受限。

积极储备分娩能量

相对于前面几个月来说，此进，孕妈妈的心情是紧张和快乐的。因为，孩子马上就要和自己见面了。不过，不管孕妈妈的心情怎样，不能忽略一点，那就是分娩是一个较为漫长的过程，一般来说，从阵痛开始到胎儿娩出，都在 12 小时以上，这期间，需要持续不断地消耗能量。因此，在此建议，孕妈妈在这个阶段要积极做好产前饮食计划，以储备分娩的能量。

小贴士

产前不可过多吃鸡蛋，每顿吃 1~2 个鸡蛋足够，可再搭配些其他营养品。另外，产前还要注意补水，可以直接喝水或者吃水分比较多的水果。值得注意的是，在临产时，一定不可进食大块固体食物和豆类食品，因为都比较难以消化。

需要提醒注意的是，补充能量，并不等于盲目进补，而是要遵循一定的原则。

一般来说，产前的饮食应以少食多餐为主。即可一天安排进食 4~5 次。从现代营养学的角度来讲，所选择的食物，以富含糖分、蛋白质、维生素、易消化的为好，如面条、鸡蛋汤、牛奶、酸奶等。因为营养的过剩会加重肠胃的负担，甚至导致停食等更为严重的后果。

适当多吃鲤鱼和鲫鱼

孕 10 月，孕妈妈可以适当多吃一些鱼肉，尤其是鲤鱼和鲫鱼。鲤鱼有健脾开胃、利尿消肿、止咳平喘、安胎通乳、清热解毒等功能。到了孕期的最后一两周，孕妈妈面临分娩，心理多多少少会有些压力，因此引发食欲缺乏、食量降低等状况。此时，孕妈妈喝碗鲤鱼汤，能有效改善以上情况。

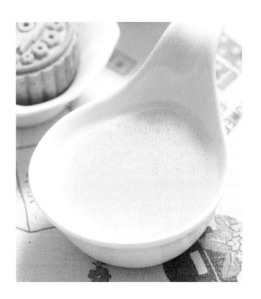

鲫鱼有益气健脾、利水消肿、清热解毒、通络下乳等功效。孕妈妈这个时期可适当喝些鲫鱼汤，对促进乳汁分泌非常有益。

这些食物有助提升产力

除了上面说的要积极为分娩储备能量外，为了能顺利地生产，孕妈妈还应当适当地吃一些利窍滑胎的食物。

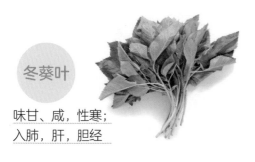

冬葵叶

味甘、咸，性寒；
入肺，肝，胆经

冬葵叶有清热利湿，滑肠通便的作用。根据《本草图经》记载："孕妇临产煮叶食之，则胎滑易产。"也就是说，在临产前，孕妈妈可以用冬葵叶煎水喝，来提升产力。

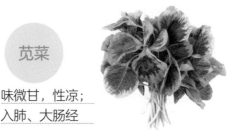

苋菜

味微甘，性凉；
入肺、大肠经

在我国民间，常将它与马齿苋放在一起，认为是临产孕妈妈的最佳食蔬。事实上，苋菜除了有利窍滑胎的作用外，还因其所含丰富的铁可以合成红细胞中的血红蛋白，而有助于改善孕妇的缺铁性贫血，所以对孕妈妈还有很好的补气血的作用。

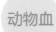

牛乳

味甘，性平；
入肺、胃经

是黄牛或水牛的乳汁。在中医理论中，认为其有补虚、生津、润肠的功效。因而，也较为适合孕妈妈在产前饮用，提升其产力。

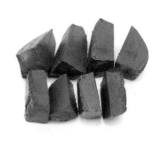

动物血

味咸，性平；
入心、肝经

如猪、鸭、鸡和鹅等动物的血液。现代医学认为，动物血液中的蛋白质被胃液和消化酶分解后，会有一种可以解毒和滑肠的物质产生。孕妈妈在临产前可以选择食用。

> **小贴士**
>
> 孕妈妈在产前可以多食一些含维生素 E 较多的食品，如胚芽米、植物油、坚果类、黄绿色蔬菜等。维生素 E 不仅能缓解孕妈妈的疲劳，更重要的是能缓解孕妈妈临产前的紧张情绪，使紧张的肌肉得以放松。

不妨吃点化解焦虑情绪的食物

孕晚期压力大，一些孕妈妈容易产生焦虑心理，这时就要时刻提醒自己放松，保持好心境，还可以吃一些缓解临产焦虑情绪的食物来放松精神。那么，像这样的食物有哪些呢？从现代营养学的角度来看，主要有下面几类：

小贴士

临产前孕妈妈可以吃些巧克力补充能量，一是因为巧克力营养丰富，含有大量的优质碳水化合物，而且能在短时间内被人体消化吸收，产生大量的热能，供人体消耗；二是因为巧克力体积小，发热多，而且香甜可口，吃起来也很方便。

1. 含有 B 族维生素和维生素 C 的食物。B 族维生素可以调节内分泌系统，平静情绪；维生素 C 可以协助制造肾上腺皮质激素，对抗精神压力。含 B 族维生素的食物有酵母、深绿色蔬菜、低脂牛奶以及豆类等；含丰富维生素 C 的食物有樱桃、柠檬、哈密瓜、葡萄等。

2. 含有钙及镁的食物。钙或镁都可以稳定情绪，含钙的食物包括牛奶、豆腐等；含镁的食物包括香蕉、豆类制品、洋芋、菠菜、葡萄干等。

3. 含色氨酸的食物。色氨酸进入人体生成 5- 羟色胺，对大脑有镇静作用。这类食物包括奶制品、鸡肉、牛肉、蛋类、鱼类、坚果类等。

临产后孕妈妈宜吃些易消化食物

分娩时，孕妈妈的胃肠消化及吸收功能均减弱，食欲不好，随着产程的进展，宫缩越来越强，宫缩强烈时，有的孕妈妈还容易恶心呕吐。不论怎样，第一产程阵痛的间歇，孕妈妈应该吃些易消化的食物，并注意摄入足够的水分，避免胃排空时间过长，造成胃酸过多；同时，按时进食还能及时补充营养，以保证充沛的精力和体力，为第二产程做准备。

不过如果孕妈妈恶心呕吐严重，就不要再吃东西，以免引起误吸或加重呕吐，医生会通过静脉输液来补充产妇所需热量和水分，所以孕妈妈不必担心。

孕妈妈一周饮食方案

	早餐	加餐	午餐	加餐	晚餐
第1天	煮鸡蛋 小米粥	蔬菜饼干 苹果	米饭 凉拌土豆丝 胡萝卜烩牛肉 冬瓜鲤鱼汤	草莓牛奶粥	紫菜包饭 乌鸡滋补汤
第2天	面包 猪肝红枣粥	橘子	米饭 清炒莴苣 鳝鱼猪蹄汤	拔丝山药	牡蛎虾皮粥 炒饼丝
第3天	牛奶 豆沙包	酸奶	米饭 西蓝花炒虾仁 蒜蓉油麦菜 木瓜炖带鱼	黑芝麻糊	三鲜面 香菇油菜
第4天	煎蛋 菠菜肉丝粥	面包 牛奶	米饭 清蒸鲈鱼 菜花炒胡萝卜 冬瓜排骨汤	银耳鸡蛋羹	洋葱鱼蛋饼 清炒小白菜 小米粥
第5天	三鲜馄饨	苹果沙拉	米饭 炒西蓝花	南瓜百合粥	八宝粥 豆沙包
第6天	煮鸡蛋 鱼肉小米粥	香蕉 豆浆	米饭 醋熘白菜 炒豌豆苗 鲫鱼豆腐汤	牛奶荷包蛋	花卷 当归红枣炖鸡
第7天	鲫鱼藕粉粥 鸡蛋玉米饼	银耳莲子羹	米饭 鸡蛋炒莴笋 虾皮烧冬瓜 花生炖猪蹄	红豆粥 蛋糕	牛奶馒头 海带瘦肉粥

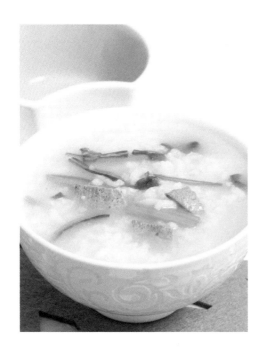

猪肝菠菜粥

材料 猪肝 50 克，大米 100 克，菠菜 30 克。

调料 盐 5 克，鸡精少许。

做法

1. 猪肝冲洗干净，切片，入锅焯水，捞出，沥水；菠菜洗净，焯水，切段；大米淘洗干净，浸泡 30 分钟。

2. 锅置火上，加适量清水烧开，放入大米，用大火煮沸，转小火慢熬。

3. 煮至粥将成时，将猪肝片放入锅中煮熟，再加菠菜段稍煮，然后加盐、鸡精调味。

黄鳝小米粥

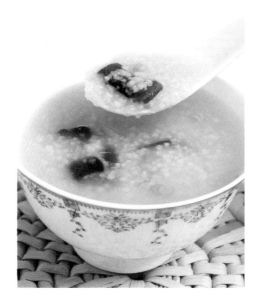

材料 小米 100 克，黄鳝 80 克。

调料 盐 4 克，姜丝、葱花各少许。

做法

1. 小米淘洗干净；黄鳝去头和内脏，洗净，切段。

2. 锅置火上，加适量清水煮沸，放入小米煮约 15 分钟，放入黄鳝段、姜丝，转小火熬至粥黏稠，加盐、葱花调味。

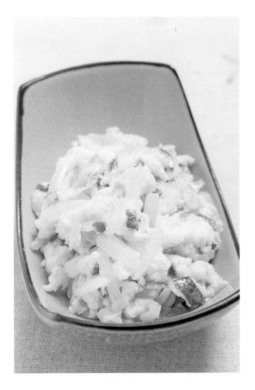

鸡蛋炒洋葱

材料 洋葱 200 克，鸡蛋 2 个，红椒丁 10 克。

调料 酱油 5 克，盐 4 克。

做法

1. 洋葱去老皮，洗净切丝；鸡蛋打成蛋液，加红椒丁、洋葱丝搅匀。
2. 油锅烧热，倒蛋液翻炒，炒至洋葱变软，加酱油、盐调味即可。

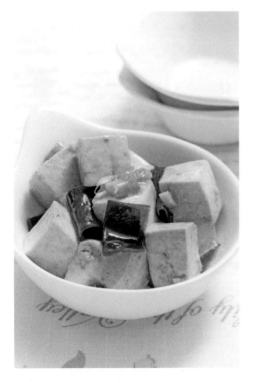

海带炖豆腐

材料 豆腐 300 克，干海带 100 克。

调料 葱花、姜末各 5 克，盐 2 克。

做法

1. 将海带用温水泡发，洗净，切成块；豆腐先切成大块，放入沸水中煮一下，捞出晾凉，然后切成小方块备用。
2. 锅内倒入适量油，待油烧热时，放入姜末、葱花煸香，然后放入豆腐块、海带块，加入适量清水大火煮沸，改用小火炖，一直到海带、豆腐入味，加盐调味即可。

花生炖猪蹄

材料 花生 100 克，猪蹄 500 克。

调料 姜片、胡椒粉、料酒、盐各适量。

做法

1. 花生洗净，用清水浸泡 2 小时；猪蹄刮洗干净，剁成块。

2. 锅中加适量清水，放入花生、猪蹄、姜片、料酒大火煮沸，改小火煮约 2 小时。

3. 至猪蹄熟烂，加适量盐、胡椒粉调味即可。

推荐理由： 具有很好的醒脾和胃、滋养调气、润肺化痰的作用。

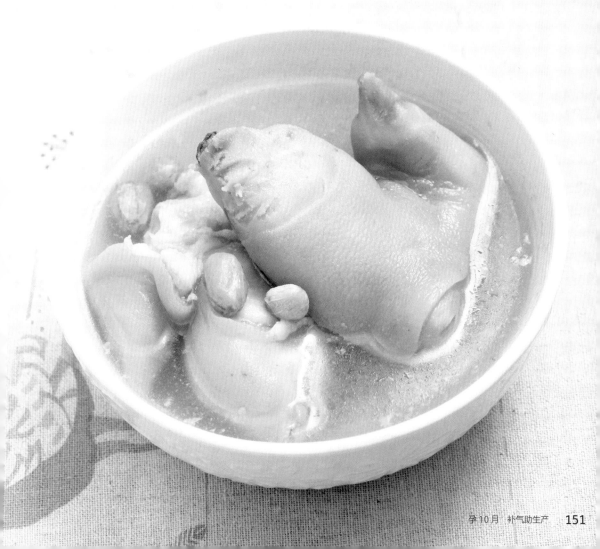

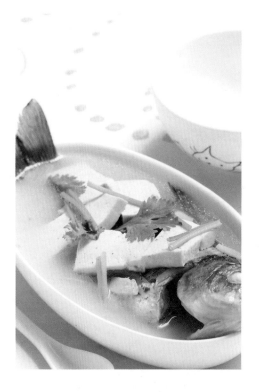

鲫鱼豆腐汤

材料 鲫鱼 1 条，豆腐 200 克。

调料 姜片、葱段、料酒、盐各适量。

做法

1. 鲫鱼处理干净；豆腐洗净，切成块。

2. 锅入油烧热，下葱段、姜片爆香，下鲫鱼煎至两面金黄，加适量清水、料酒，大火煮沸后改小火慢炖。

3. 放入豆腐煮熟，加少许盐调味即可。

推荐理由： 这款鲫鱼汤，滋味鲜香，有健脾开胃、利水益气、通乳除湿的功效。

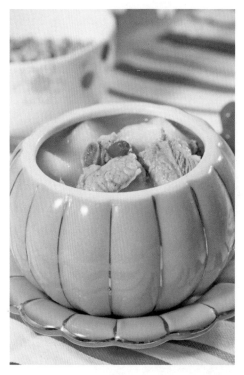

冬瓜排骨汤

材料 猪排骨 500 克，冬瓜 300 克。

调料 盐 2 克，姜丝、葱段各 5 克，料酒 10 克，鲜汤 20 克。

做法

1. 猪排骨洗净，剁成段，放入沸水中焯透，用清水冲去血沫；冬瓜去皮除籽，洗净，切成 0.5 厘米厚的片。

2. 锅内倒入鲜汤，加盐、料酒烧沸，撇去浮沫，倒入装有猪排骨的碗中，放入葱段、姜丝，放入蒸锅中蒸至猪排骨熟透。

3. 将冬瓜放入装有猪排骨的碗中，放入蒸锅续蒸 5 分钟，撇去浮沫即可。

当归生姜羊肉汤

材料　羊瘦肉 250 克，当归 15 克。

调料　鲜姜片 15 克，盐 4 克，鸡精 2 克。

做法

1. 羊瘦肉去净筋膜，洗净，切块，放入沸水中焯烫去血水；当归洗净浮尘。

2. 锅置火上，倒油烧至七成热，炒香姜片，放入羊肉块、当归翻炒均匀，倒入适量清水，大火烧开后转小火煮至羊肉烂熟，加盐和鸡精调味，去当归、生姜，食肉喝汤即可。

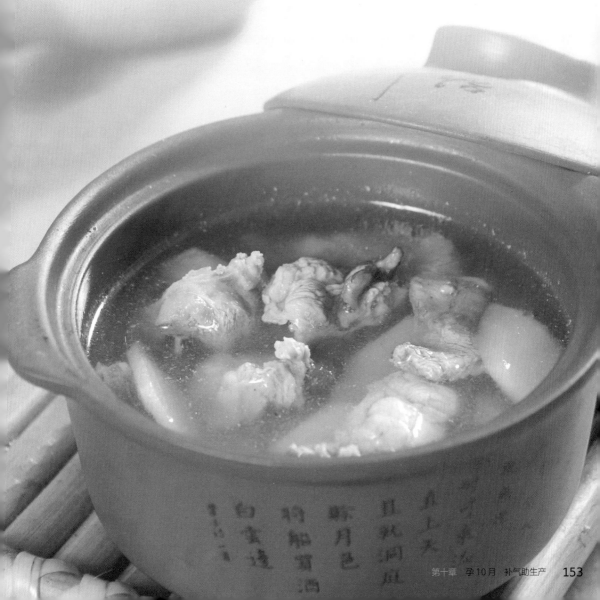

充足睡眠有利分娩

对孕妈妈来说，充足的睡眠十分重要，也影响到腹中胎儿的身体状况。有调查显示，临产前一月内夜间睡眠少于 6 小时的孕妈妈，分娩过程比睡眠 7 小时以上的孕妈妈长；另外，睡眠少于 6 小时的孕妈妈剖宫产概率大。

这个时期的孕妈妈还是应采用左侧卧位的姿势睡觉。由于身体沉重加重了腿部肌肉的负担，会使腿部抽筋或疼痛，所以睡觉前可以按摩腿部或将脚垫高。

另外，由于快要临产了，许多孕妈妈在精神上有很大的负担，所以会导致失眠，其实不必为此烦恼，要减轻心理负担，用积极的心态去面对分娩，如果实在睡不着，可以看一会书，或聊一会天。转移一下注意力，心平气和自然能够入睡，这样才能保证睡眠的质量。

正确认识前期破水和早期破水

怀孕中，部分羊膜破裂的话，胎儿周围的羊水即会流出体外，此现象称为破水。破水一般均由阵痛引起，但发生在阵痛开始以前者为前期破水，发生于阵痛开始后，子宫颈尚未完全打开时，则为早期破水。

其原因可能是羊膜受细菌感染、多胎、羊水过多、子宫颈易开等。

主要症状

从阴道口流出水状物，虽然感觉像尿，但却无尿的臭味。

预防与对策

若感觉破水时，尽量不要活动身体，保持卧位立即就医。若为细菌入侵引起子宫内感染时，不但胎儿受感染，孕妈妈在产后也会有发热现象，必须加以注意。保持清洁，严禁入浴。已怀孕 37 周以上者，则可进行分娩。

切记，有下列状况需提早到医院待产

一些孕妈妈在怀孕前或孕期患有慢性病，或在产前检查中发现妊娠异常，都应该住院分娩，而且应提前数天住院待产。如：患有高血压、心脏病、肾炎、糖尿病、妊娠高血压综合征及骨盆狭窄、前置胎盘、胎盘早剥等；初产妇年龄小于 16 岁或大于 35 岁；孕妈妈体重小于 45 公斤或大于 85 公斤；孕妈妈有过死胎、死产、新生儿死亡史。

胎儿方面的问题：胎儿发育迟缓、巨大胎儿、胎位不正、超过预产期两周以上的过期产儿等。

在产前检查过程中，如果发现孕妈妈或胎儿有上述异常情况，即属于高危妊娠，必须采取相应的措施来消除或减轻症状。如原来胎位不正，经过矫治后胎位正过来了，则可以不提前往院待产。但一般属于高危妊娠的孕妈妈，即使症状减轻或消失，也都应提前住院。这是因为，在子宫收缩、胎儿娩出的整个分娩过程中，孕妈妈处于极度紧张的精神状态中，如果原来属于高危妊娠，就更容易使情况恶化，如患妊娠高血压综合征的孕妈妈，在怀孕晚期出现头痛、头昏、胸闷等症状，就应立即去医院检查；如果发现尿蛋白、水肿等现象，更增加了分娩时的危险性，必须提前住院待产。在怀孕 28 周以后，如发现阴道流血，经医生检查又无子宫颈糜烂、子宫颈息肉等病症的，很有可能是前置胎盘或胎盘早剥，一旦出现大出血，是很危险的，所以必须提前住院。

过了预产期还没动静怎么办

过了预产期还没有分娩征兆的孕妈妈千万不可大意，应及时去医院检查。如果胎心监护正常，胎盘和羊水正常，那么就可以耐心等待临产征兆出现，不必住院，孕妈妈可以做一些运动来促进分娩，如散步、慢动作体操等。如果确诊为过期妊娠，应及时入院催产，否则会因为胎盘功能下降而发生危险。一般情况下，给药几个小时后就可发生宫缩反应。如果催产失败，就要实施剖宫产。

分娩前有什么信号

一般来说，出现宫缩阵痛、破水、见红是即将分娩的信号。

宫缩	破水	见红
分娩之前数周，子宫肌变得敏感起来，往往出现不规律的宫缩，尤其是最后2周，宫缩甚至会10~20分钟就出现一次。这意味着孕妈妈离分娩不远了。	破水是指羊膜破裂，羊水流出的现象，常常发生于分娩前数小时。正常的生产是在子宫口开大的过程中或子宫口开全、胎宝宝进入产道时才会开始破水。	见红是分娩即将开始比较可靠的征兆。一般出血量较少，不超过平时的月经量，质地较为黏稠，多为红色或是褐色的液体，或是分泌物中的血丝。

自然分娩、剖宫产哪个好

自然分娩和剖宫产各有利弊，至于选择哪种分娩方式，要根据孕妈妈的实际情况而定。

分娩方式	优点	缺点	适应人群
自然分娩	1. 身体损伤小，安全系数高； 2. 出血少，产后恢复快； 3. 能使新生儿的肺功能得到锻炼，建立自主呼吸； 4. 宝宝运动协调性高，神经、感官系统发育较好； 5. 费用低	1. 要经历难以忍受的阵痛之苦； 2. 容易使阴道松弛； 3. 会阴容易受伤害，甚至发生感染	身体状况良好，胎儿大小、胎位及骨盆均正常的产妇
剖宫产	1. 速度快，不会出现难产； 2. 免受阵痛之苦； 3. 对于不能自然分娩的产妇，剖宫产可保证母婴安全	1. 创伤较大，手术出血多，易感染； 2. 疼痛和恢复时间较长； 3. 产妇易患羊水栓塞； 4. 术后影响母乳喂养； 5. 费用较高	骨盆狭小、胎位异常、产道异常、产前出血、子宫有疤痕、高龄初产妇及有妊娠并发症的产妇

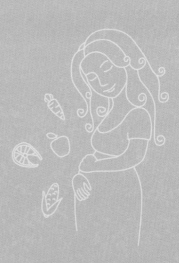

第十一章

孕期常见病症预防与饮食调理

妊娠呕吐

妊娠呕吐是大多数孕妈妈在妊娠早期出现的以食欲缺乏、恶心呕吐、偏食挑食、发困乏力、头晕倦怠为主要症状的孕期病症。妊娠呕吐是早孕反应的一种常见症状，一般会在怀孕第 5 周的时候开始。妊娠呕吐在中医上称为"妊娠恶阻"，又叫"子病""病儿""阻病"，一般视为妊娠的正常反应，不需要特殊处理，多在12 周左右自行消失。

妊娠呕吐的原因

中医认为，妊娠呕吐多是因为月经停闭，胚胎尚小，所需气血尚少，而经血又不能按时排泄，因此所形成的冲脉之气不得下行而向上冲逆，影响胃气和降所致。随着胎儿逐渐发育，所需气血逐渐增多，到了孕三月，虽然经血仍不能排泄，但此时冲脉的气血处于相对平衡的状态，全身气血运行稳定，胃失和降的现象逐渐消失，因此妊娠呕吐症状也随之缓解并消失。

怀孕后，母体内阴阳失和，气机失调，胃失和降，也会造成妊娠呕吐。此外，妊娠呕吐还与孕妈妈平素体质、情绪等有关。

现代医学认为，妊娠呕吐是由于孕妈妈体内激素变化所导致的。激素物质能抑制胃液的分泌，使胃液显著减少，致使体内消化酶的活力大大降低，影响孕妈妈的正常消化吸收功能，使人产生恶心、呕吐、食欲缺乏、不思饮食等现象。

妊娠呕吐的影响

一旦出现妊娠呕吐，大多会伴有食欲大减、体重下降等症状，这是正常的，一般不会影响胎儿的生长发育。因为孕早期胎儿对营养的需求相对少一些，不会因妊娠呕吐反应影响对胎儿的营养供给。

但是有少数的孕妈妈妊娠呕吐反应特别严重，恶心呕吐频繁，不能进食，吃什么吐什么，呕吐物除食物外，甚至可能还有血性物或胆汁，这会影响孕妈妈的身体健康，也不利于胎儿的发育，应及时就医。

另外，如果妊娠呕吐时长超出了孕早期和孕中期，同时伴有其他症状，一定要及时就医。

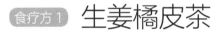

食疗方 1　生姜橘皮茶

材料　生姜适量，橘皮 10 克，红糖适量。

做法　将生姜、橘皮分别洗净，放入锅中，加入适量的水，煮一会儿即可关火，去渣
后加入红糖即可饮用。

功效　理气健脾、行气和胃。

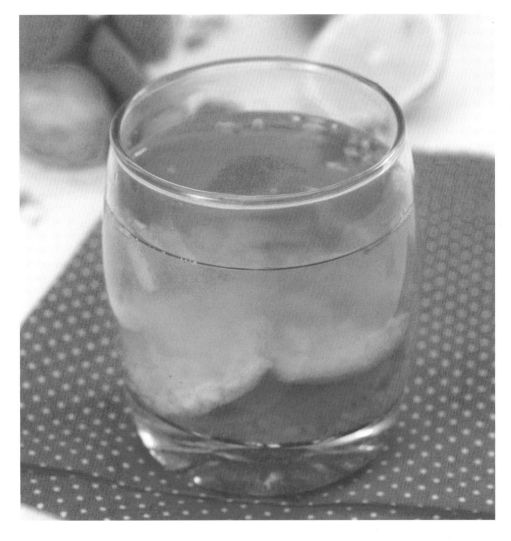

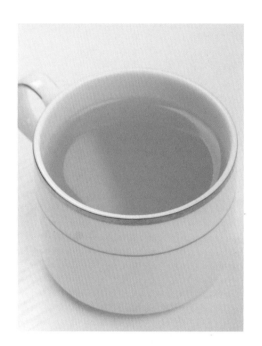

食疗方2 姜柚茶

材料　老姜9克，柚皮18克。

做法　姜切成片，和柚皮一起入锅，加 1碗水煮至半碗水量，取出残渣， 凉后饮用。

功效　止呕、开胃。

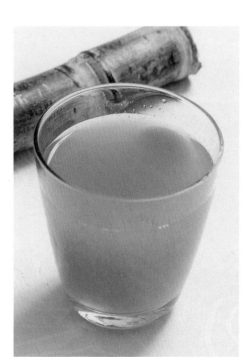

食疗方3 甘蔗姜汁

材料　甘蔗150克，新鲜生姜20克。

做法　甘蔗去皮，生姜洗净去皮，均切 成块，一起榨汁。每次服30毫 升，每日3次。

功效　缓解妊娠呕吐。

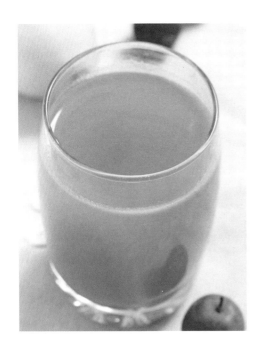

食疗方 4 **柠檬苹果汁**

材料　鲜柠檬 20 克，苹果 50 克，蜂蜜
　　　　适量。

做法　柠檬、苹果去皮、核，切小块，
　　　　放入锅中，加一碗水，小火熬至
　　　　半碗水量，加蜂蜜饮用，每日
　　　　2 次。

中医温馨提示

- 居室尽量布置得清洁、安静、舒适。
- 避免异味的刺激。
- 注意饮食卫生，饮食宜营养价值稍高且易消化为主，并可采取少食多餐的方法。
- 保证每天的水分摄入量，平时宜多吃一些水分多的水果，可预防脱水。
- 按压内关、商阳、大肠、间使、足三里等穴位，可以减轻呕吐。
- 情绪要保持安定与舒畅，这会在很大的程度上缓和呕吐。
- 呕吐后应立即清除呕吐物，以避免恶性刺激，并用温开水漱口，保持口腔清洁。
- 如果呕吐严重，应卧床休息。
- 不要自行购买止吐药。

妊娠水肿

妊娠水肿属中医"子肿"范畴，是一种较普遍的生理性现象。多数孕妈妈在怀孕中晚期都会出现不同程度的水肿，轻者仅局限在小腿，先是足踝部，随之慢慢向上蔓延，严重的可引起大腿、腹壁或全身水肿。妊娠水肿多属于生理性的，可通过改善饮食、生活习惯来调理。

妊娠水肿的原因

从中医角度看，妊娠水肿的原因很多，与五脏六腑、气血水循环皆有关，只要脏腑气虚不畅、血不顺、水不通就容易发生水肿。临床最常见的水肿，主要与脾肾虚弱、气滞湿阻有关。随着腹中胎儿体积的增大，压迫到体内经络，导致经络气血运行不顺畅、水道受阻，水湿不化而成肿胀。现代医学认为，妊娠水肿是由于下腔静脉受压，血液回流受阻，血管内的液体成分渗出，积聚在组织间隙中造成的。

因每个孕妈妈的体质、饮食与生活习惯不同，导致出现水肿的频率、程度也不同。不过多数情况下经过休息或抬高下肢后，水肿能自行消退，这是正常的生理性水肿，不需特别处理，但如果腹壁也水肿，或经适当休息后仍不能消肿者，或有加重者，应及时到医院就诊。

防治水肿饮食要点

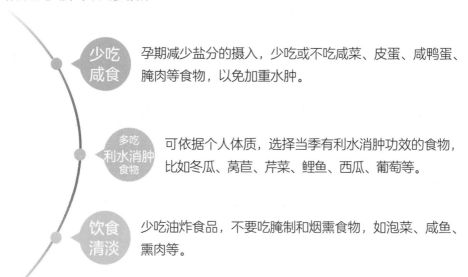

少吃咸食 孕期减少盐分的摄入，少吃或不吃咸菜、皮蛋、咸鸭蛋、腌肉等食物，以免加重水肿。

多吃利水消肿食物 可依据个人体质，选择当季有利水消肿功效的食物，比如冬瓜、莴苣、芹菜、鲤鱼、西瓜、葡萄等。

饮食清淡 少吃油炸食品，不要吃腌制和烟熏食物，如泡菜、咸鱼、熏肉等。

食疗方 1 **红豆山药粥**

材料 红豆 50 克，鲜山药 50 克，白糖少许。

做法 先煮红豆，待八成熟时，下鲜山药，熟后加糖少许，即成。

功效 健脾、清热、利湿。

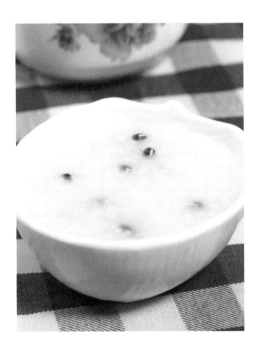

食疗方 2 **绿豆冬瓜汤**

材料 冬瓜 200 克，绿豆 100 克，姜 3 片，盐 3 克。

做法 将绿豆洗净倒入汤锅中炖熟，将冬瓜去皮、瓤，洗净后切块，与姜片共周投入汤锅内，烧至熟即可，加盐调味。

功效 理气、利水、消肿。

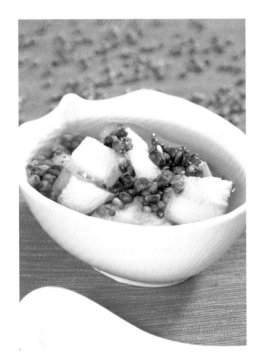

食疗方 3 红豆鲤鱼汤

材料 鲤鱼 250 克，红豆 100 克。

做法 将鲤鱼去内杂肠及鳞，洗净，红豆洗净；将鲤鱼和红豆一起入锅煮熟食之，不用加盐。每天喝汤 1 次，食鱼、豆，连吃数日。

功效 补脾健胃、利水消肿。

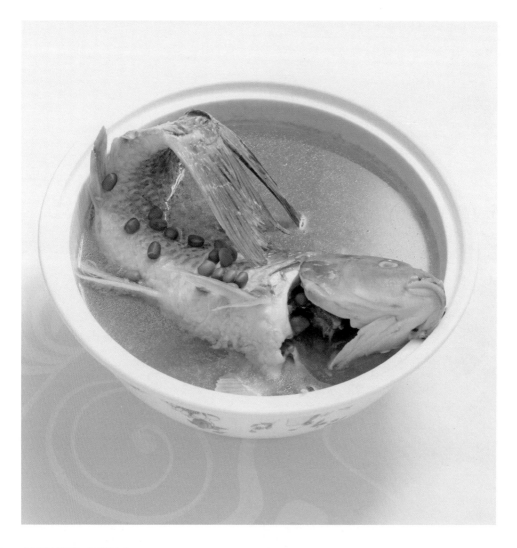

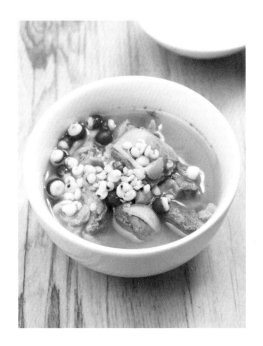

食疗方4 ## 芡实老鸭汤

材料 净老鸭1只，芡实150克，生姜、料酒、盐、葱花各适量。

做法 芡实提前泡6~8个小时。老鸭斩切成大块，洗净血水，放入锅内，加入浸泡芡实的水及泡好的芡实一同煮沸，加入生姜、料酒、盐，用小火炖至熟烂，最后加入葱花即可。

功效 固肾益精，消水肿。

中医温馨提示

- 生活和工作节奏适当放慢，不要过于紧张劳累，要保证充足的休息和睡眠。
- 睡姿采用左侧卧位，可避免压迫下腔静脉，并减轻血液回流的阻力，可有效减轻水肿。
- 睡前把双腿抬高15~20分钟，可以起到加速血液回流、减轻静脉内压的双重作用，能有效缓解孕期水肿。
- 最好别穿那种会压迫到脚踝及小腿的过紧的袜子，否则很可能会影响血液的回流。
- 双手从脚踝往膝盖自下而上，轻揉按压，然后双手反方向扭转小腿，可缓解小腿水肿。
- 孕妈妈要定期产检，做好血压、体重和尿蛋白的监测，注意有无贫血和营养不良。

妊娠便秘

便秘是孕期最常见的烦恼之一。它不是一种疾病，而是由于大肠传导功能失常导致的以大便排出困难，排便时间或排便间隔时间延长为临床特征的一种大肠病证。便秘虽然不是什么大问题，但孕妈妈要注意，一般轻则排便困难，或伴有腹胀，严重者可导致肠梗阻，并发早产，危及母婴安危。

引起便秘的原因

《黄帝内经》指出，便秘与脾胃受寒、肠中有热有关。比如《素问》中说："热气留于小肠，肠中痛，瘅热焦渴，则坚干不得出，故痛而闭不通矣。"

孕妈妈经常食用寒凉食物，或不注意保暖，会导致脾胃受寒，传导失常，糟粕留滞肠中不行，从而形成便秘。如果孕妈妈过多食用辛辣刺激、热性厚味食物，时间长了就会导致阳盛灼阴，肠胃津液不足，因此肠道容易出现燥热的现象，容易导致便秘。

另外，气机郁滞也可导致便秘，平时精神不调，如紧张、压力、焦虑等都会导致气机失常，肠道腑气不通，从而发生便秘。

妊娠便秘吃什么

红薯：能够补充五脏之气，具有宽肠胃、通便秘的作用，能有效预防便秘，适合所有便秘的孕妈妈食用。

蜂蜜：自古就是润肠通便的优质食材，有清热解毒、润肠通便的作用，早晚饮用蜂蜜水可以有效防治便秘及痔疮。

白萝卜：具有下气消食、解毒生津、利尿通便的功效，用白萝卜煮汤喝可以有效缓解便秘。

苹果：味甘，性凉，具有生津润肺、理气化痰、止泻通便的作用。

芝麻：具有润肠通便的功效，适合肠燥便秘的孕妈妈食用。

香蕉：可以润肠通便，适合热性便秘的孕妈妈食用，可以每天吃一两根。

甘蔗：可以润肠、清热，还能生津，很适合热性便秘的孕妈妈食用。

妊娠便秘食疗方

食疗方 1 芝麻粥

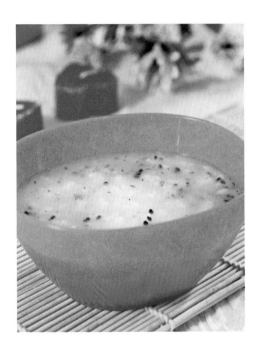

材料 黑芝麻 6 克，粳米 50 克，蜂蜜少许。

做法 芝麻炒熟取出，粳米放入锅内煮至八成熟时，放入芝麻、蜂蜜，拌匀，继续煮至米烂成粥。作早、晚餐食用。

功效 理气、通便，适用于气滞便秘。

食疗方 2 白萝卜蜜汁

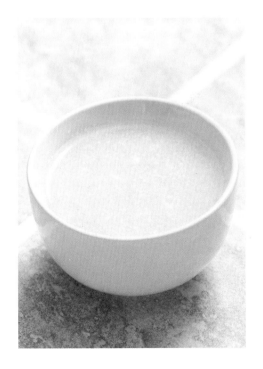

材料 白萝卜 300 克，蜂蜜 30 毫升。

做法 白萝卜切碎榨汁，加入蜂蜜，空腹一次服下。

功效 理气、通便。

韭菜炒土豆丝

材料 土豆 500 克，韭菜 150 克，葱末、姜丝各适量，醋、盐各少许。

做法 土豆去皮，洗净，切丝，浸泡 5 分钟捞出；韭菜洗净，切段；锅内倒油烧热，煸香葱末、姜丝，倒土豆丝翻炒 3~5 分钟，调入醋，放韭菜翻炒，撒盐即可。

功效 健脾和胃，通利大便。

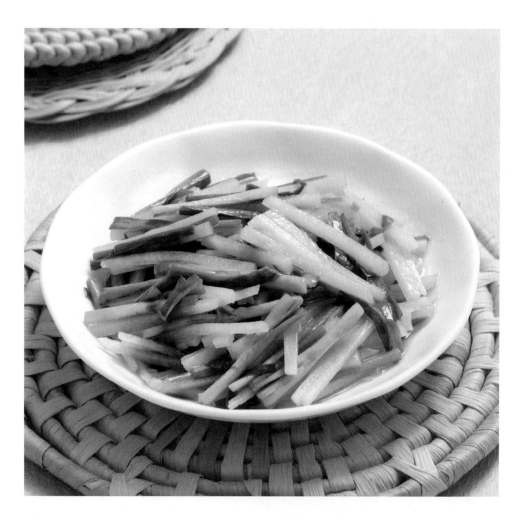

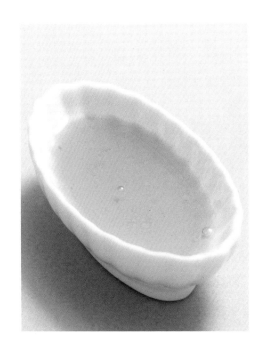

食疗方 4 # 香油蜂蜜茶

材料 蜂蜜 50 克，香油 25 克。

做法 将蜂蜜倒入杯中，用筷子或小勺不停地搅拌使其起泡。当泡浓密时，一边搅动一边将香油缓缓注入蜂蜜内，共同搅拌均匀即可。早晨空腹饮用。

功效 补虚润肠，可改善便秘症状。

中医温馨提示

- 多食含纤维素多的蔬菜、水果和粗杂粮，如芹菜、萝卜、瓜类、苹果、香蕉、梨、燕麦、玉米等。

- 孕妈妈便秘不能用蓖麻油、番泻叶等刺激性泻药。因为它们可引起腹部绞痛，甚至引起子宫收缩造成流产。

- 每天早晨空腹饮一杯温开水或凉开水，有助于排便。

- 蜂蜜有润肠通便的作用，可调水冲服。

- 多补充水分，体内水分不足，会导致或加重便秘，中医称为"肠燥便秘"。

- 养成每天定时排大便的良好习惯。

- 进行适量活动能促进肠道运动，缩短食物通过肠道的时间，并能增加排便量。

先兆流产

《医学心悟》中说："女人之血，无孕时，则为经水；有孕时，则聚之以养胎，蓄之为乳汁。若经水忽下，名曰漏胎。"胎漏，就是指妊娠期间出现阴道少量出血，时出时止，或淋漓不断，而无明显的腰酸、腹痛、小腹下坠感，无组织内容物排出，在现代医学上称为"先兆流产"。胎漏一般不会影响胎儿的健康，经过治疗出血迅速停止，胎儿一切发育正常，多能继续妊娠。

先兆流产的原因

引起先兆流产（胎漏）的原因有很多，肝肾亏虚，精血衰少，不能养胎；或劳倦气虚，不能摄血；或外感邪热，或阴虚生内热，导致血热妄行；或重体力活动使腹压升高等。具体来分的话有以下几种：

肾虚。孕妈妈先天肾气不足，或房事不节，损伤肾气，肾虚则冲任不固，不能制约经血，以致胎漏下血。

气虚。孕妈妈素体虚弱，或饮食劳倦伤脾，或久病伤气，气虚则冲任不固，血失统摄，致胎漏下血。

血热。孕妈妈素体阳盛，或饮食物辛辣燥热，或七情郁结化热，热扰冲任，迫血妄行，导致胎漏。

现代医学认为，孕卵异常、内分泌失调、胎盘功能失常、血型不合、母体全身性疾病、过度精神刺激、生殖器官畸形及炎症、外伤等，都有可能造成先兆流产。

是否需要保胎

一旦有先兆流产的迹象，孕妈妈应尽快到医院检查，如果仅是因过度疲劳、体力劳动、腹部外伤等人为原因引起的先兆流产，经过医生诊断胚胎发育健康，就可以在医生的指导下进行保胎治疗；如果阴道出血量多于月经量，或查明胎儿已死亡或难免流产，应尽早终止妊娠，防止出血及感染。

如果不是人为原因出现了流产征兆，不建议保胎。因为这极有可能是胚胎异常，人体有排斥现象，会将异常的胚胎排掉，这是一种生物自然淘汰机制。

先兆流产食疗方

食疗方 1 # 黄酒煮鸡蛋

材料 黄酒 500 毫升，鸡蛋黄 14 枚。

做法 将二味同放入铝锅用小火炖煮至稠黏，待冷，存罐中备用。温热服，每日 2 次。

功效 养血、安胎、止痛。

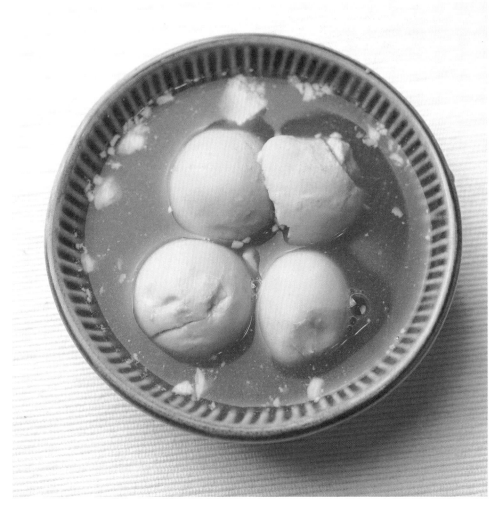

食疗方 2 ## 安胎鲤鱼粥

材料 鲤鱼 1 条，苎麻根 30 克，糯米 50 克，葱、姜、盐各适量。

做法 将鲤鱼清理干净切片煎汤，捞出鲤鱼，将苎麻根、糯米放入鱼汤中，加入葱、姜、盐煮成稀粥。吃鱼喝粥，每周服用 3~5 次。

功效 清热、安胎、止血。

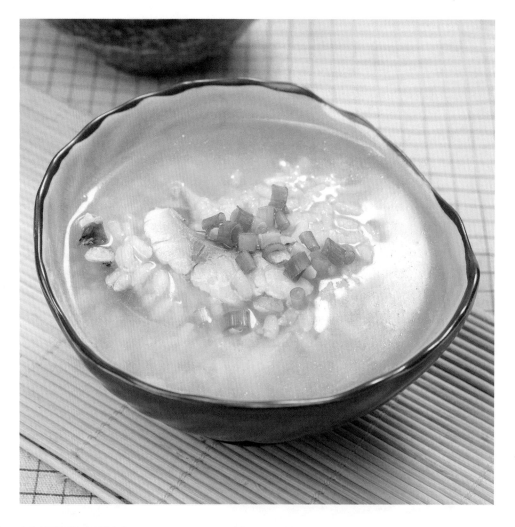

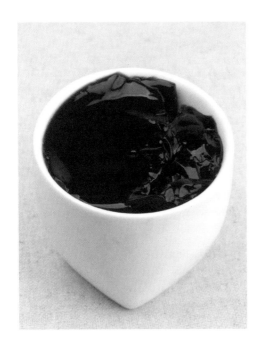

（食疗方 3） 阿胶膏

材料 阿胶 250 克，红枣、核桃、黑芝麻各 150 克，黄酒 500 克，冰糖 250 克。

做法 把阿胶打碎在黄酒里泡一周，等到阿胶呈海绵状，加入炒好磨成粉的黑芝麻、核桃、红枣，加入冰糖，在锅里隔水煮或蒸 1 小时，蒸的过程中要不断搅拌，冷却即成冻膏，放入冰箱冷藏室。每天早晚各一至两匙，温开水冲服。

功效 滋阴补血，安胎。

中医温馨提示

- 胃肠虚寒者，慎服性味寒凉的食品；阴虚火旺者，不要食用容易上火的食物。
- 避免吃一些会引起便秘的食物，如果发生便秘，排便时过于用力会使腹压增高，增加了胎漏的风险。
- 不要做过重的体力劳动，尤其是增加腹压的负重劳动，如提水、搬重物等。
- 避免做一些幅度较大的，具有危险性的动作。
- 如果出现胎漏迹象，应该注意休息，减少活动，同时避免精神紧张。
- 孕妈妈要注意调节自己的情绪，尽量保持心情舒畅，避免各种不良刺激。

妊娠腹痛

妊娠期间因胞脉、胞络阻滞或失养，气血运行不畅而发生以小腹疼痛为主症的疾病，称"妊娠腹痛"，亦称"胞阻"。妊娠腹痛是孕期常见病，若不伴有下血症状，一般预后良好。若痛久不止，病势日进，也可损伤胎元，甚则发展为堕胎、小产。

妊娠腹痛的原因

中医理论认为，妊娠腹痛多因阳虚寒凝、血虚胞脉失养、气郁胞脉、气血运行失畅所致。如《金匮要略心典》所云："胞阻者，胞脉阻滞，血少而气不行也。"预防治疗以调理气血为主，使胞脉气血通畅而达到止痛安胎目的。

妊娠腹痛常见分型有血虚、虚寒、气郁等。

血虚：孕妈妈素体血虚，或失血过多，血虚则胞脉失养，以致腹痛。症见小腹绵绵作痛，头晕心悸，失眠多梦，面色萎黄。

虚寒：孕妈妈素体阳虚，阴寒内生，不能生血行血，致气血运行不畅，胞脉受阻，因而发生腹痛。症见小腹冷痛，喜温喜按，形寒肢冷，倦怠无力，面色㿠白。

气郁：孕妈妈素性抑郁，或为情志所伤，气郁则血行不畅，胞脉阻滞，不通则痛。症见小腹胀痛，情志抑郁，或烦躁易怒，伴胸胁胀满。

生理性腹痛与病理性腹痛

孕期腹痛有生理性和病理性两种，生理性的腹痛属于正常现象，孕妈妈不必担心，但有些疾病导致的腹痛属于异常现象，需要引起重视，比如以下几种：

1. 阴道出血并伴有腹痛，有可能是先兆流产，如果疼痛加剧或者持续出血，需要立即就医。

2. 腹痛是宫外孕最主要的症状，主要表现为下腹坠痛，有排便感，有时候会剧痛，伴有不超过月经量的阴道流血发生，且淋漓不尽。

3. 胎盘早剥也会导致腹痛，经常表现为子宫的触痛，背部的疼痛和盆腔痛。

4. 如果下腹持续剧烈疼痛的话，有可能是卵巢囊肿蒂扭转，一定要立即就医。

食疗方 1 # 豆蔻乌骨鸡

材料　乌骨母鸡 1 只 (约 500 克)，草果、草豆蔻各 3 克。

做法　将鸡洗净，草果、草豆蔻入其腹内，以竹签封好切口，加水煮熟，调味食。

功效　本方适用于虚寒性妊娠腹痛。

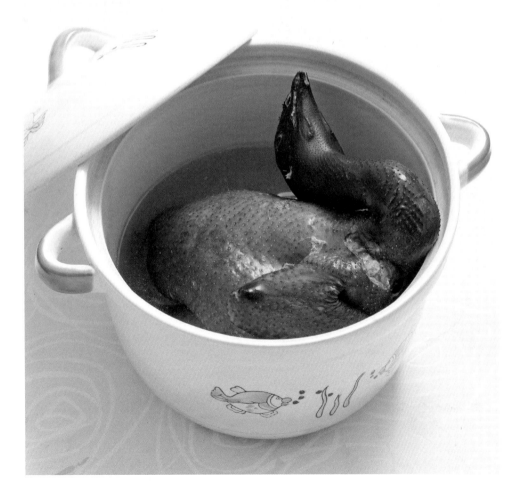

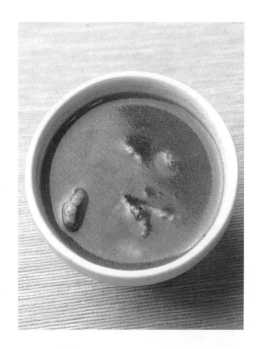

食疗方 ② **陈皮木香肉汤**

材料 陈皮、木香各 3 克，瘦猪肉 500 克，食盐适量。

做法 先将陈皮、木香焙脆研末备用，在锅内放油少许烧热后，放入猪肉片炒片刻，放适量清水烧熟，将熟时放陈皮、木香末、食盐搅匀，食肉及汤。

功效 本方适用于气郁之妊娠腹痛。

中医温馨提示

- 因子宫韧带拉伸、子宫正常收缩、胎动等原因所导致的腹痛，无需担心，通常是正常现象。

- 宫外孕会导致腹痛，如果孕妈妈腹痛并伴有不规则的少量阴道出血，色暗红，或突发腹痛并逐渐加重，进而发生晕厥和休克，则有可能是宫外孕，要及时就医。

- 有腹痛等不适感时，应到医院进行一下检查，对腹痛原因进行认真地筛查。

妊娠贫血

中医学中没有贫血的病名，一般将贫血划入"血虚"或"虚劳亡血"的范畴，多表现为面色无华、唇甲色淡、头晕目眩、心悸气短、腰酸腿软等。妊娠贫血是孕妈妈的一种常见病症，世界卫生组织资料表明，有50%以上的孕妈妈贫血，属高危妊娠范畴，不及时治疗可引起胎动不安，甚至小产。因此，对于妊娠贫血，孕妈妈要高度重视。临床发现，孕妈妈贫血一般都是缺铁性贫血，可以通过饮食来调理。

妊娠贫血的原因

血液生化之源是水谷之精气，而水谷精微之化生，则主要靠中焦脾胃的消化和吸收。若饮食营养摄入不足，或脾胃运化功能长期失调，则均可导致血液的生成不足，从而形成贫血。

另外，女性本身因生理原因就容易血虚，如《黄帝内经》中说"妇人之生，有余于气，不足于血，以其月事，数脱于血也"。意思是说，女性常常处于阴血不足、阳气有余的状态，所以更容易发生贫血。

妊娠贫血吃什么

具有补血止血、滋阴润燥、美容养颜等功效。

为补血要药，可以配伍黄芪一起使用，效果更明显。

素来被奉为"补血圣品"，具有保肝、健脾、养血的功效。

能益肾生髓化血，也可增强脾胃运化功能，经常食用具有明显改善贫血的效果。

有良好的补血明目、生精通乳、益肝养发、补肾养精的功效。

食用猪肝可补铁，还可调节和改善贫血患者造血系统的生理功能。

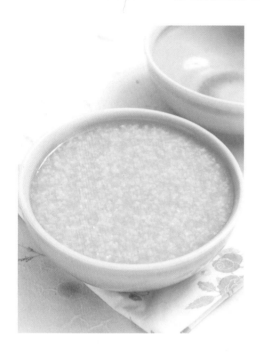

食疗方1 **阿胶粥**

材料 糯米 100 克，阿胶 30 克，红糖 10 克。

做法 阿胶擦洗干净，捣碎；糯米淘洗干净，用水浸泡 4 小时。锅置火上，倒入适量清水烧开，放入糯米大火煮沸，再转小火熬煮成粥，放入阿胶碎拌匀，用红糖调味即可。

功效 滋阴养血，美容养颜。

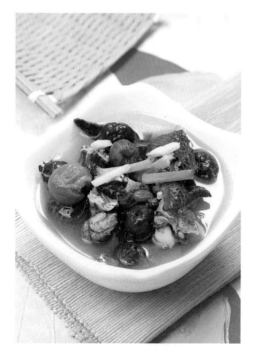

食疗方2 **红枣乌鸡汤**

材料 乌鸡 500 克，红枣 10 粒，陈皮、姜片、盐各适量。

做法 乌鸡处理干净，入砂锅，加适量清水，放入红枣、姜片及陈皮一起炖煮。待乌鸡肉熟烂后，加适量盐调味即可。

功效 滋阴补血、养身安神、补肝养肾。

食疗方3 鸭血木耳汤

材料　鸭血 200 克，水发木耳 25 克，姜末、香菜段各 5 克，盐 3 克，水淀粉、
香油各少许。

做法　鸭血洗净，切成 3 厘米见方的块；水发木耳洗净，用手撕成小片。锅置火
上，加适量清水，煮沸后放入鸭血、木耳、姜末，再次煮沸后转中火煮 10
分钟，用水淀粉勾芡，撒上香菜段、盐，淋香油即可。

功效　益气补血。

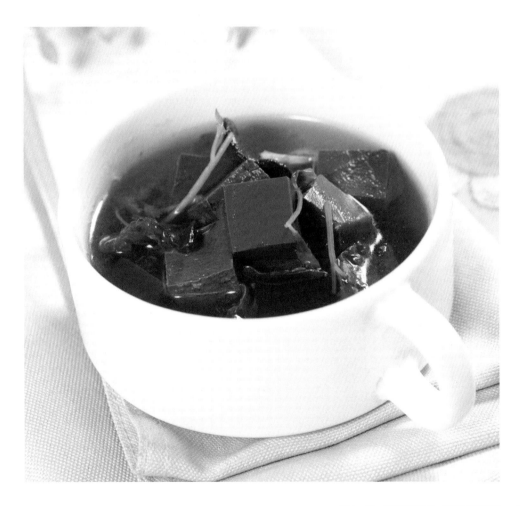

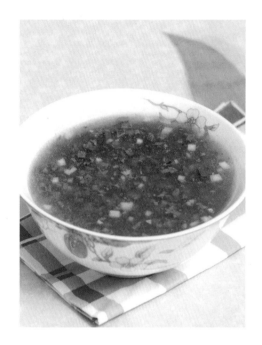

食疗方 4 猪肝补血羹

材料 猪肝 100 克，干香菇 30 克。

调料 盐 3 克，水淀粉少许，姜末、蒜末、白醋各适量。

做法

1. 猪肝用白醋抓拌均匀，静置 20 分钟，剔去筋膜，洗净，剁碎，放入锅中加水烧开，待猪肝变色后撇去浮沫，捞出；干香菇洗净，泡软，取用泡香菇的水。

2. 猪肝末放入锅中，倒入香菇水、姜末和清水，大火煮约 10 分钟，放入蒜末和盐调味，用水淀粉勾芡即可。

功效 补血、明目。

中医温馨提示

- 保证足够的营养，平时饮食多样化，有助于各类营养物质的吸收利用，预防缺铁性贫血。

- 改变挑食偏食等饮食习惯，孕期不要过分节食。

- 贫血的孕妈妈一定要注意休息，不能过于疲劳，并且出门要有人陪同。

- 按血海穴：可握拳拍打血海穴，每次 10 秒，连续 3~5 次，或用指腹轻柔地按摩，每侧 3 分钟，每天 1 次即可。有健脾养血的功效。

- 按三阴交穴：用大拇指轻轻揉捏，直至感到微微发热为止，一般以 1~2 分钟为宜，每天 2~3 次。有调和气血、补肾养肝的功效。

- 按关元穴：以中指指面或指节向下按压，并做圈状按摩约 3 分钟，每天 2~3 次。经常按摩该穴，可提高脾胃生化气血的功能。

妊娠感冒

　　由于妊娠期间抵抗力减弱，身体容易疲劳，因此孕妈妈更容易感冒。对于轻度感冒，孕妈妈只要注意休息，多喝开水，就可以缓解症状，一般对母体和胎儿不会有影响。如果感冒严重，并伴有发烧症状，要高度重视，及时就医。

　　中医理论认为，孕妈妈感冒可分为风热感冒和风寒感冒。

　　风热感冒，多是风热之邪侵袭人体所引起的，一年四季均可发生，而以春季更为多见。其主要症状是高热、微微怕冷、出汗、头痛、鼻塞、流黄浊涕、口干、咽喉红肿疼痛、咳嗽、痰液黏稠色黄等。防治应以辛凉解表、宣肺清热为原则。

　　风寒感冒，多由风寒侵袭机体所致，一般发生在寒冷的天气。病情较轻的患者有鼻塞、喷嚏、流清涕、咽喉痒、痰液清稀色白等症状；病情较重者有严重怕冷、低热、头痛、不出汗、四肢酸痛等症状。防治应以辛温解表、宣肺散寒为原则。

妊娠感冒饮食宜忌

宜

- 宜清淡饮食。感冒期间饮食要清淡，少盐少糖，且以流质、半流质食物为主，如白粥等，并搭配一些新鲜水果。

- 宜喝鸡汤。可减轻感冒时鼻塞、流鼻涕等症状，对清除呼吸道病毒有较好的效果。孕妈妈经常喝鸡汤可增强自身抵抗能力，预防感冒的发生。

- 宜多喝温汤。孕妈妈感冒期间可以多吃一些热汤面、温热的流食，以及一些比较滋补的茶和汤，如冰糖雪梨汤、苹果蜂蜜水、萝卜汤、姜丝萝卜汤、橘皮姜片茶等。

- 宜食用生姜。姜味辛、性温，发散解表，属于解表药，能消炎、散寒、发汗，缓解流鼻涕等感冒症状，适合风寒感冒的患者食用。

- 宜食用大蒜。大蒜有解毒、抗病菌的作用，感冒或伴有发烧的患者吃几瓣大蒜可减轻咳嗽、鼻塞等症状。

- 宜多喝水。感冒后身体内部的水分流失较多，因此要注意及时、适当地补充水分，多喝温开水。

- 忌甜腻食品。甜腻食品会影响脾胃正常运化，滋生痰湿，加重咳嗽、咳痰之症，感冒期间孕妈妈最好不要吃甜点心、蛋糕等。
- 忌冷饮。感冒期间，孕妈妈身体抵抗力弱，胃肠道功能下降，喝冷饮会影响病情痊愈，或加重病情。
- 忌辛热食品。辣椒、芥末等辛热食品助火生痰，使痰变浓厚，不易咳出，使头痛、鼻塞加重。
- 忌吃柿子。风寒感冒的孕妈妈忌吃寒凉食物，特别是柿子，它性质寒涩，食用后易敛邪，加重病情。

妊娠感冒能服药吗

怀孕期间感冒了能不能吃药，是不少孕妈妈纠结的问题。如果不吃药，感冒症状一直没有好转，如果吃药，又怕会影响腹中胎儿的健康。

专业医师建议，如果是普通感冒且症状不严重，没有发炎、发烧等症状，一般对胎儿影响不大，孕妈妈不必急着吃药，休息几天多会不治而愈。其间要注意多饮水、多休息，也可以采用食疗方法。

如果患有流行性感冒，伴有高烧、严重咳嗽等症状，应该及时就诊，千万不能认为吃药是有害胎儿健康的，所以就拒绝就医，这样反而会给胎儿造成更大的伤害。是否需要服药，遵照医嘱，如果需要服药，一定要在医生的同意和指导下进行，不可盲目地自行服用感冒药。

孕早期是胎儿器官形成的重要时期，药物会对胎儿有一定的影响，但也不一定就会造成畸形，这与感冒药的成分、剂量以及服用的时间等都有一定的关系。如果孕期不慎服用了感冒药，最好咨询一下医生有没有不良影响，不要盲目地进行人工流产。

妊娠感冒食疗方

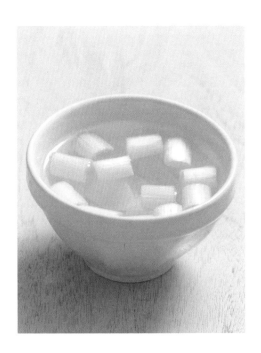

食疗方 1 # 葱白大蒜饮

材料 葱白 250 克，大蒜 120 克。

做法 将葱白洗净沥干水，切成小段；大蒜洗净沥干水后，剥去薄膜切片；将二者放入锅内，加入适量清水煎煮。每天饮用 3 次，每次 100~150 毫升，连服 2~3 天。

功效 缓解鼻塞、头痛。

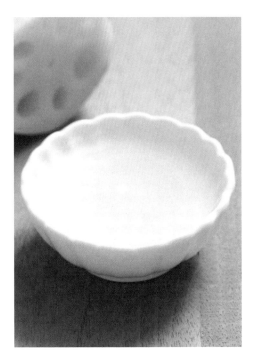

食疗方 2 # 生姜藕汁

材料 去节鲜藕 90 克，生姜 10 克。

做法 将藕洗净，去皮，放榨汁机内榨成汁；将生姜去皮，洗净，榨成汁，与藕汁混合。加入 50 毫升开水稀释后饮用即可。每日服 3 次。

功效 适用于感冒引起的咽喉肿痛、心烦口渴等症。

食疗方 3 葱白糯米粥

材料 糯米 100 克，葱白、生姜各 20 克，食醋 30 毫升。

做法 将糯米煮成粥，葱白、生姜捣烂后放入粥内煮五分钟，加醋搅拌后立即起锅。
趁热服下，早晚各一次。

功效 发表解毒，祛风散热，适用于风寒感冒。

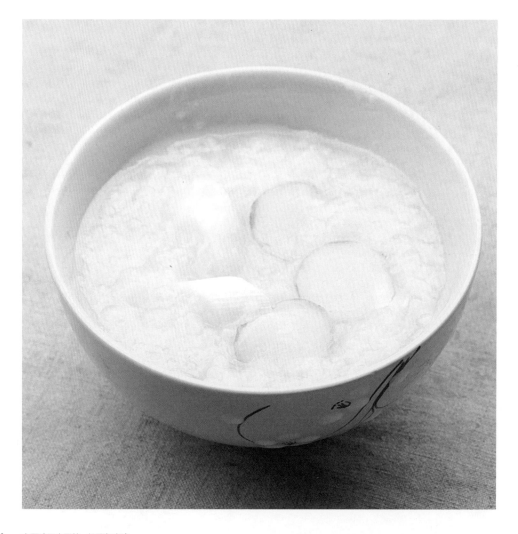

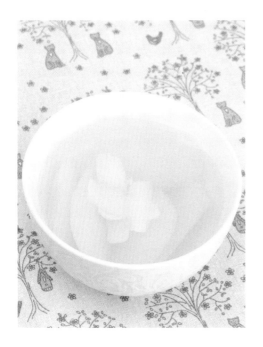

食疗方 4 # 百合雪梨饮

材料 雪梨 100 克，鲜百合 5 片，冰糖适量。

做法 雪梨洗净，去皮、去核，切成小薄片；百合洗净，撕成小片；将百合片与雪梨片一起放入锅中，加适量水，大火烧开后，转成小火煮至百合和梨片熟烂，放入冰糖，煮至完全融化。

功效 适用于风热感冒。

中医温馨提示

- 热水泡脚对孕妈妈感冒恢复有好处，泡脚时长在 15~20 分钟即可。

- 按大椎穴：用大拇指顺时针方向按揉大椎穴约 2 分钟，然后逆时针方向按揉约 2 分钟，以局部感到酸胀为佳。缓解发热、头痛症状。

- 按风池穴：用两大拇指按住风池穴反复按摩、揉点，由局部酸胀、发热直至全头和背部发热，最后全身发热。祛风散寒，缓解感冒症状。

- 按太阳穴：两手中指同时着力，顺时针方向揉按太阳穴约 2 分钟，然后逆时针方向揉按约 2 分钟，以局部有酸胀感为佳。适用于感冒发热、头痛头晕。

具体操作：

取生姜一小块（约10克），捣成糊状，敷在手腕处的高骨上，或直接切片贴在高骨处，用医用纱布裹住后，贴上胶布固定，一般40分钟左右就可以退烧。

具体操作：

取葱白30克，生姜30克，精盐6克，共捣烂如泥，再加白酒1盅调匀，用纱布包裹，涂搽前胸、后背、手心、足心、腋窝，后覆被安睡，半小时后热退汗出。

生姜
敷贴法

葱姜
涂搽法

孕期退烧
小偏方

搓脚心

芭蕉根
退烧

具体操作：

先搓脚心，把脚搓热了再搓小腿，小腿搓热了再搓手、手臂、后背，最后是耳朵。注意动作要轻、要慢。

生姜汁
和白糖

具体操作：

取芭蕉根1把，用180毫升水煎至一半，为1次剂量，代茶频饮，有效。

具体操作：

取生姜捣烂，取汁半酒盅，加白糖适量，睡觉时服，可退烧。

妊娠失眠

失眠是指入睡困难、睡眠不深、易醒和早醒，还会有多梦、醒后不易再睡、醒后不适感、疲乏、白天困倦等症状。失眠，在中医学上称为"不寐""不得眠""目不瞑"等，多由痰热内扰、阴虚火旺、肝郁化火，引起孕妇心神不安所致。失眠可能会造成孕妈妈情绪焦虑不安，失眠情况若长期得不到及时解决，对孕妈妈和胎儿的健康都会产生不良的影响。

引起妊娠失眠的因素

激素水平改变。受孕后女性体内的激素水平会发生巨大的变化，孕激素和雌激素的分泌增加常会导致孕妈妈失眠。

饮食习惯改变。怀孕后孕妈妈的饮食习惯较之以前更清淡、更滋补，饮食习惯的突然改变也会对睡眠情况产生影响。

尿频。受孕后由于增大的子宫会压迫到膀胱，所以尿频、尿急，经常起夜，很容易影响到孕妈妈的睡眠状况，导致睡眠质量不佳。

孕期抽筋。很多孕妈妈会出现因缺钙而抽筋的情况，而大部分的抽筋都发生在夜晚睡眠中，因此也容易引起失眠。

妊娠失眠吃什么

燕麦片	全麦面包	牛奶	蜂蜜	核桃
燕麦片富含促进睡眠的物质，能诱使机体产生褪黑素，一小碗加入少许糖的燕麦粥就能起到促进睡眠的效果。	全麦面包中含有丰富的B族维生素和碳水化合物，睡前2小时吃点全麦面包可以起到助眠效果。	牛奶具有镇静和助眠的功效。睡前饮用一杯温牛奶，可以起到镇静安神和助眠的效果。	疲劳时饮用一杯蜂蜜水可以迅速补充体力，消除疲劳。睡前饮用一杯淡蜂蜜水，能缓解紧张的神经，促进睡眠。	在临床上，核桃被证明可以改善睡眠质量，因此常用来治疗神经衰弱、失眠、健忘、多梦等症状。

食疗方1 茯苓煲猪骨汤

材料 猪脊骨 250 克，茯苓片 10 克，陈皮、姜片、料酒、盐各适量。

做法 猪脊骨洗净，剁块，焯水，捞出，用清水洗净；茯苓片洗净；陈皮泡软，洗净，切丝。猪脊骨、茯苓片、陈皮丝和姜片放入汤锅内，加入适量清水没过食材，大火煮沸，淋入适量料酒，转小火慢煲 3 小时，加盐调味即可。

功效 补阴益髓，改善失眠。

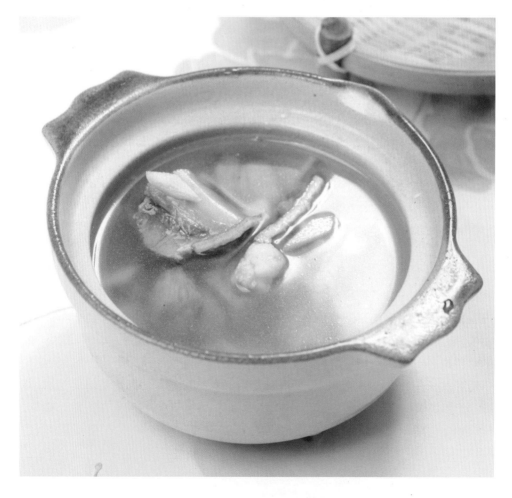

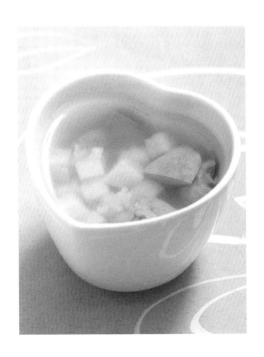

食疗方 2 茯苓煮鸡肝

材料 鸡肝 30 克，茯苓 10 克。

做法 鸡肝和茯苓洗净后一起加适量水煮熟。

功效 补养肝肾，宁心养神。

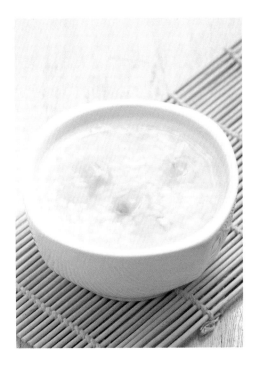

食疗方 3 莲子糯米粥

材料 莲子 50 克，糯米 100 克，白糖 8 克。

做法 把糯米淘洗干净，浸泡 2 小时；莲子泡发，去心。然后将莲子、糯米一起煮粥，待粥成时加白糖调味即可。

功效 养心安神，健脾和胃。

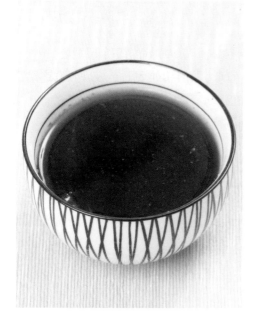

食疗方 4 桑葚汤

材料 桑葚干品 40 克或鲜品 80 克。

做法 桑葚煎水 250 毫升。一次或分几次口服，每日 1 剂，连服 5 剂为一疗程。失眠较严重者，需连服 2~3 个疗程。

功效 补肝益肾，改善失眠。

中医温馨提示

- 失眠的孕妈妈可以减少白天的睡眠时间，早晨一般不晚于 8 点起床，午睡时间不宜超过 1 个小时。

- 保证卧室温度适宜，温度太高会影响睡眠的深度，导致容易惊醒，温度太低则会导致难以入睡。

- 养成良好的饮食习惯，不要暴饮暴食，如果睡前饿了，应该吃些易于消化的食物，不要吃得太饱等。

- 睡前不要太兴奋，比如不大声嬉闹，不看情节激烈的电影电视等。

- 睡前 1~2 小时应停止紧张的脑力和体力劳动，做些轻微的放松活动，比如散步、按摩腰背、听轻音乐等。

妊娠糖尿病

所谓妊娠糖尿病，指原本并没有糖尿病的女性，若在怀孕期间发生葡萄糖耐受量异常时，就称为"妊娠糖尿病"。而怀孕前已确诊患糖尿病的，称为"糖尿病合并妊娠"。妊娠期糖尿病可能引起胎儿先天性畸形、新生儿血糖过低及呼吸窘迫综合征、死胎、羊水过多、早产、孕妈妈泌尿道感染、头痛等，不但影响胎儿发育，也危害母亲健康。

妊娠糖尿病的主要表现

妊娠糖尿病最明显的症状是"三多一少"，即多食、多饮、多尿，体重却减轻，有时还伴有呕吐。呕吐反应与妊娠反应不同，妊娠期糖尿病带来的呕吐多为剧吐。

妊娠期糖尿病的另一个常见表现是疲乏，这是由于体内葡萄糖不能被很好地利用，体能无法得到充分补充。

"糖妈"饮食原则

控制饮食量

患妊娠糖尿病的孕妈妈一般食欲都好，进食量较正常的孕妈妈多，这时一定要控制饮食量，主要是限制米、面、薯类食物，不要进食含糖量高的食物，否则可导致血糖过高，加重糖尿病的病症。

多选粗粮

患妊娠糖尿病的孕妈妈应少吃精细白面，多选用粗粮，比如以糙米或五谷米饭取代白米饭，还应增加蔬菜的摄入量。

多吃豆制品

患妊娠糖尿病的孕妈妈要控制饮食量，但是蛋白质的摄入量不能少，可以多吃一些豆制品，以增加植物蛋白质的摄入量。

少食多餐

一次吃大量食物容易导致血糖迅速上升，患妊娠糖尿病的孕妈妈宜少吃多餐，将每天应摄取的食物分成 5~6 餐，要避免晚餐与第二天的早餐时间间隔太长。

减少脂肪摄入

患妊娠糖尿病的孕妈妈要减少动物性脂肪的摄入，少吃油炸食物、肥肉。同时注意烹调油的用量，并以植物油为主。

猪胰淡菜汤

材料　猪胰 1 个，淡菜 60 克，盐适量。

制作　将猪胰洗净切条；淡菜洗净用清水浸泡 20 分钟，放入锅中，加水煮汤，待煮开后再加入猪胰。熟后再加盐调味即可。

功效　按中医"同气相求"的治疗思路来治疗糖尿病。

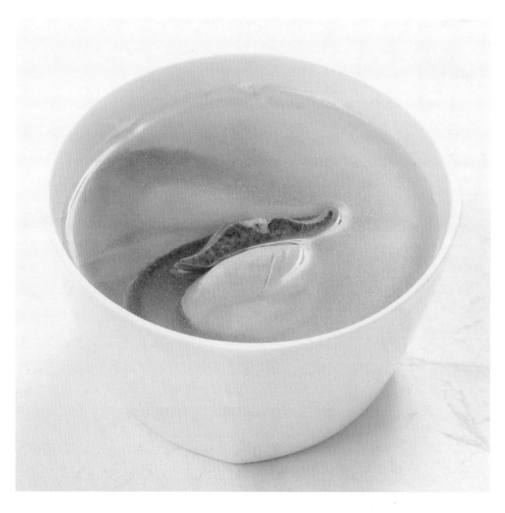

食疗方 2 黄豆芽紫菜汤

材料　黄豆芽 150 克，紫菜 5 克，蒜末 5 克，香油 4 克，盐 3 克。

做法　紫菜洗净，撕成小块；黄豆芽去豆皮，洗净。锅内放入适量清水，放入黄豆芽，大火煮沸，转小火焖煮 10 分钟，放入紫菜、蒜末、盐，淋入香油，搅拌均匀即可。

功效　降糖，调脂。

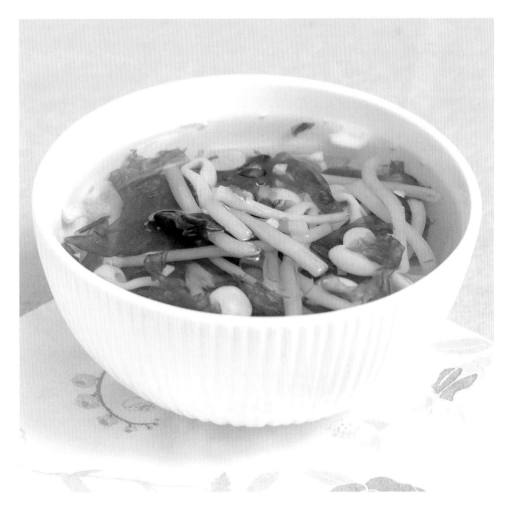

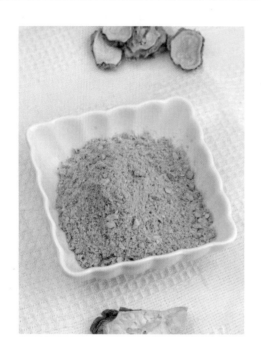

食疗方3 苦瓜粉

材料 苦瓜数条。

做法 苦瓜晒干、研粉。每次服7.5~25克。每日3次，饭前1小时服，2个月为1个疗程。一般服1个疗程后，糖尿病症状会明显好转。

功效 降糖，控糖。

中医温馨提示

- 孕期要注意多活动，适当控制饮食。

- 饭后血糖上升，轻微的运动可分解肌肉中的糖分，能降低血糖，减少胰岛素用量。

- 孕妈妈要消除紧张情绪，定期接受产前检查，密切关注血糖值，争取将血糖控制在正常水平。

- 妊娠糖尿病极易发生低血糖反应，来势很快，轻者可口服糖水，10分钟后症状消失，重者需送往医院抢救。

- 生活要有规律，要注意清洁卫生，养成饭前便后洗手的习惯，最好不到拥挤的公共厕所，预防各种感染。

妊娠高血压

妊娠高血压，是孕产妇特有的一种全身性疾病，多发生在妊娠 20 周以后至产后 2 周，其发病率较高，可达 10% 左右。妊娠高血压对母体和胎儿都有很大的影响，尤其是重度妊娠高血压易并发心脏病和脑血管疾病，同时伴有心力衰竭，可能导致产妇死亡，或者早产、胎儿宫内窘迫及死亡、胎儿宫内生长迟缓等。因此，对于妊娠高血压不要掉以轻心。

妊娠高血压的主要表现

妊娠高血压主要表现为血压升高，并伴有头昏、头痛、眼花等症状，严重者会发生抽搐、昏迷。

还有一大表现是妊娠水肿，但经卧床休息后仍不能消退，反而从腿部一直延伸到腹部、脸、手等部位，水肿的皮肤紧而发亮，弹性降低，用手指按压后出现凹陷，妊娠水肿是妊娠高血压的前期症状。

妊娠高血压孕妈妈饮食原则

低盐饮食 严格控制食盐摄入，采取低盐饮食；忌辛辣刺激性食物，以免这类食物刺激血管、兴奋神经，导致血管收缩造成血压升高。

清淡饮食 饮食宜清淡，忌过于油腻、过多荤食，否则会导致脂肪过剩与堆积，会增加肠胃等脏器的负荷，影响血管的功能，使血压升高。如肥肉、羊肉、鸡皮等要少吃。

补充蛋白质 重度妊娠高血压的孕妈妈因尿中蛋白丢失过多，常有低蛋白血症。因此，应及时摄入优质蛋白，如牛奶、鱼虾、鸡蛋等，以保证胎儿的正常发育。

科学饮水 最好每日清晨饮一杯温开水，使血液稀释，预防脑血栓的发生。宜饮用硬水。硬水，就是含有钙、镁离子的水，通常有自来水、矿泉水。

食疗方 1 **醋浸花生仁**

材料 花生仁 100 克，醋 200 毫升。

做法 将花生仁用清水洗净，但要保留红衣，然后放入醋中浸泡 7 天。每晚睡前嚼服 10 颗，血压下降后可隔数日服 1 次。

功效 降低血压。

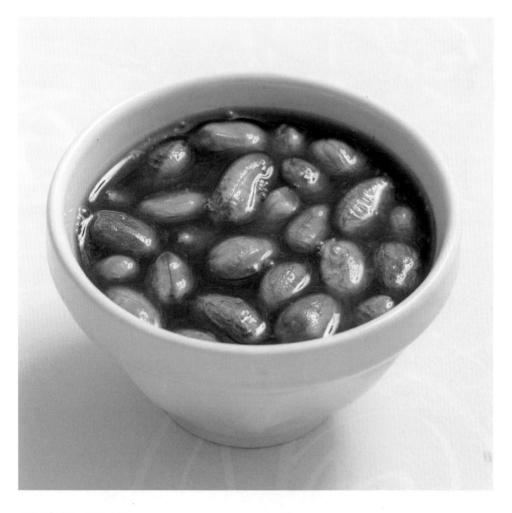

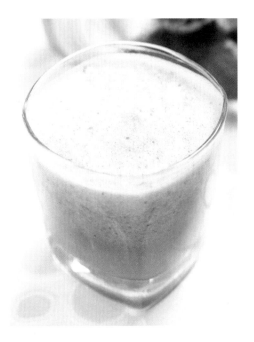

（食疗方 2） 芹菜葡萄汁

材料 鲜葡萄 250 克，旱芹菜 250 克。

做法 将芹菜带叶洗净入沸水焯一下，切碎，榨汁。将葡萄洗净榨汁，兑入芹菜汁搅匀装入杯中备用。温开水送饮，每日 2~3 次。

功效 平肝、降压、利水。

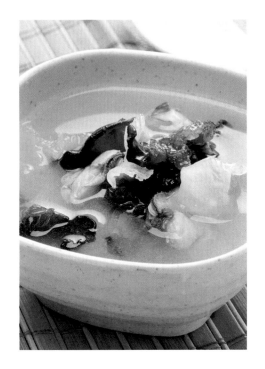

（食疗方 3） 双耳汤

材料 银耳、黑木耳各 10 克，冰糖 30 克。

做法 将黑木耳、银耳用温水泡发，去杂质洗净，放入碗内，再放入冰糖加水适量。置于蒸锅内，约蒸 1 小时即成。可经常食用。

功效 清火、降压。

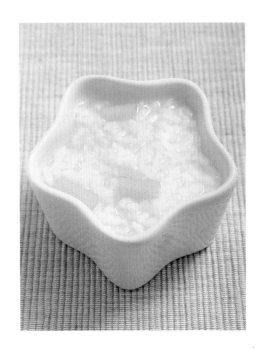

食疗方 4 **芹菜粥**

材料　芹菜连根 120 克，粳米 250 克，盐适量。

做法　将芹菜洗净，切成六分长的段，粳米淘净。芹菜，粳米放入锅内，加清水适量，用武火烧沸后转用文火炖至米烂成粥，再加少许盐，搅匀即成。

功效　平肝、降压、降脂。

中医温馨提示

- 在妊娠中后期，孕妈妈除了要注意观察胎动外，还要注意自己的体重增加情况，每周不能超过 0.5 千克。

- 休息及睡眠时取左侧卧位，这样可减轻子宫对腹主动脉和下腔静脉的压力，增加回心血量，维持正常的子宫胎盘血液循环。

- 一旦出现全身水肿、恶心、呕吐、头痛、视物模糊、颈部僵硬、上腹部疼痛，则需要马上住院观察及治疗。

- 孕妈妈应用降压药需十分谨慎，千万不要随便用药。因为有些降压药物可以通过胎盘进入胎儿，对胎儿产生毒副作用。

- 人头顶的"百会穴"就是经络会聚之处，常常梳头能够刺激穴位，能调节大脑神经，预防血压升高。